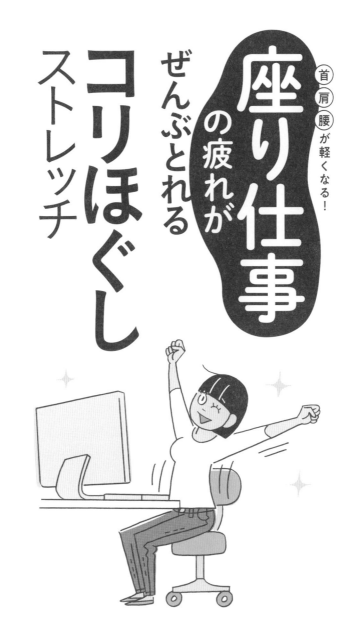

# 首肩腰が軽くなる！

# 座り仕事の疲れがぜんぶとれる
# コリほぐしストレッチ

なぁさん
ストレッチトレーナー

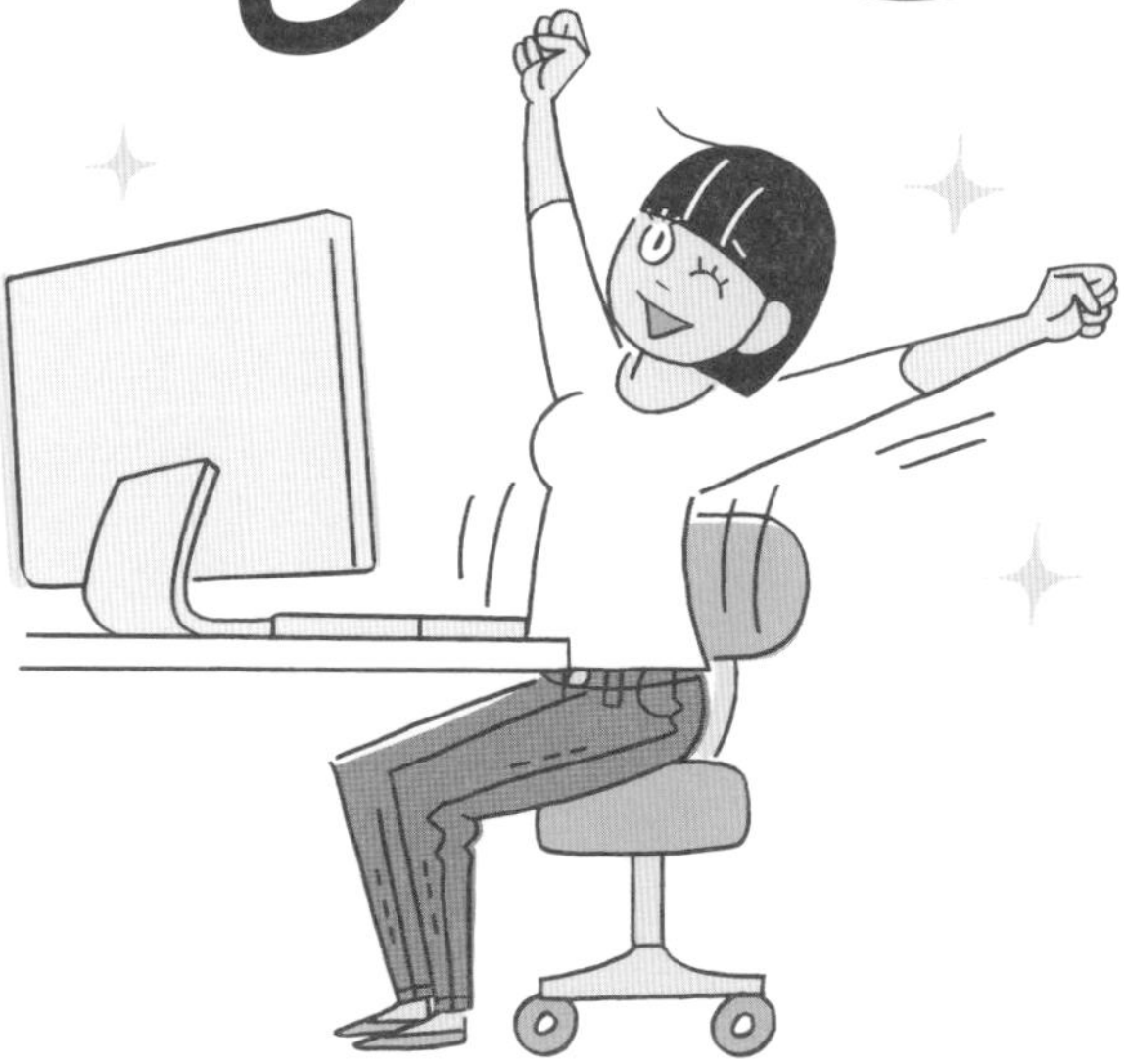

ダイヤモンド社

人間は座っている「だけ」で疲れる。

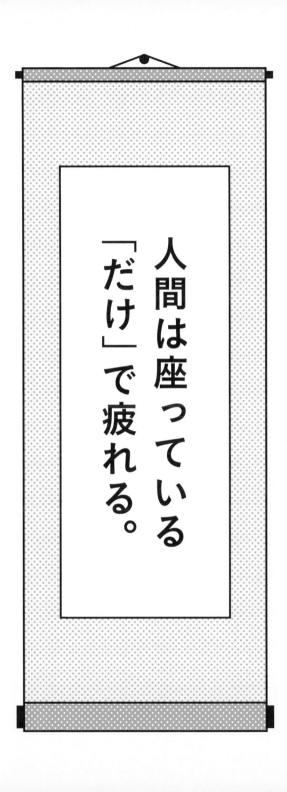

## 昨日のことを思い出してください

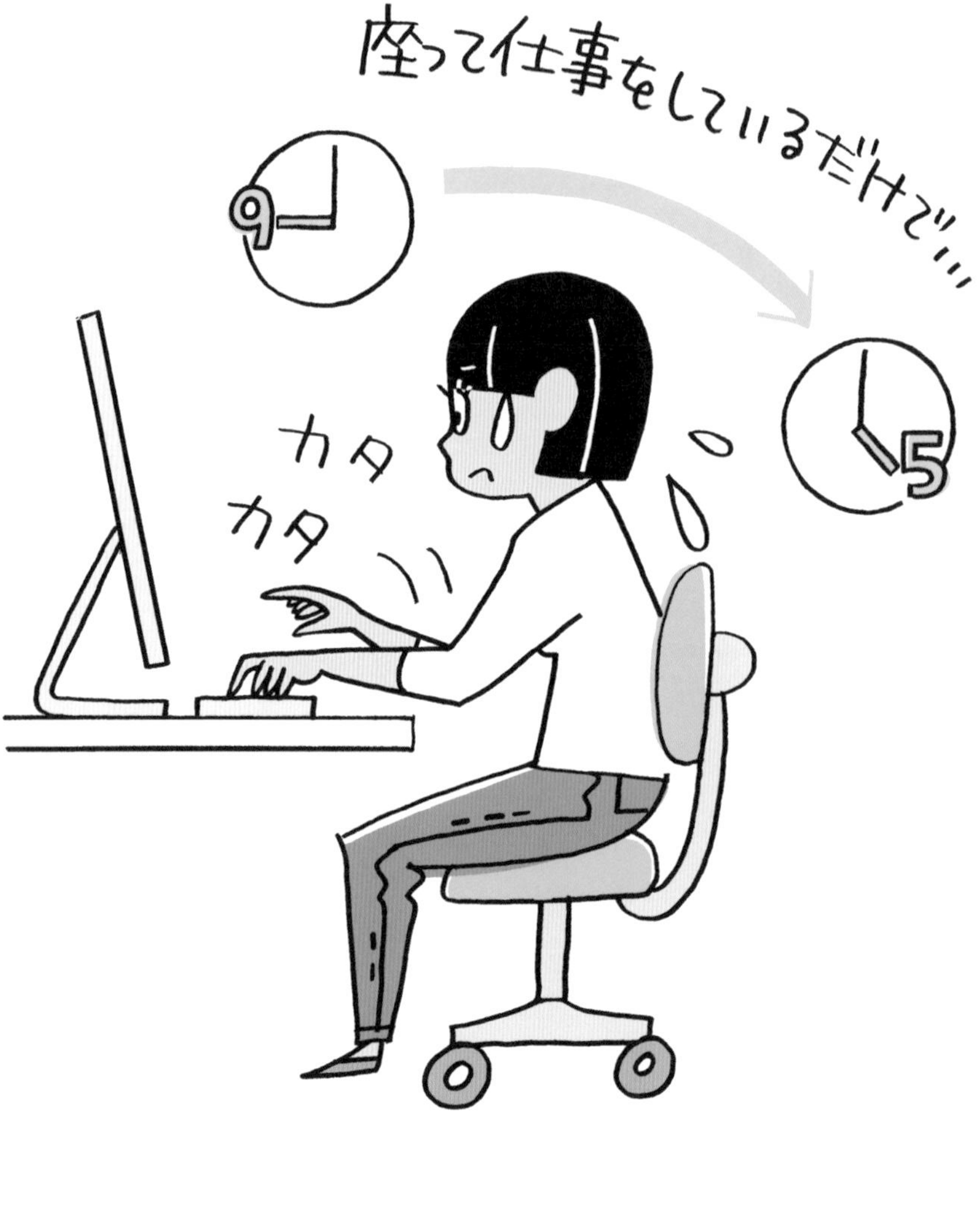

## 疲れがたまっていませんか？

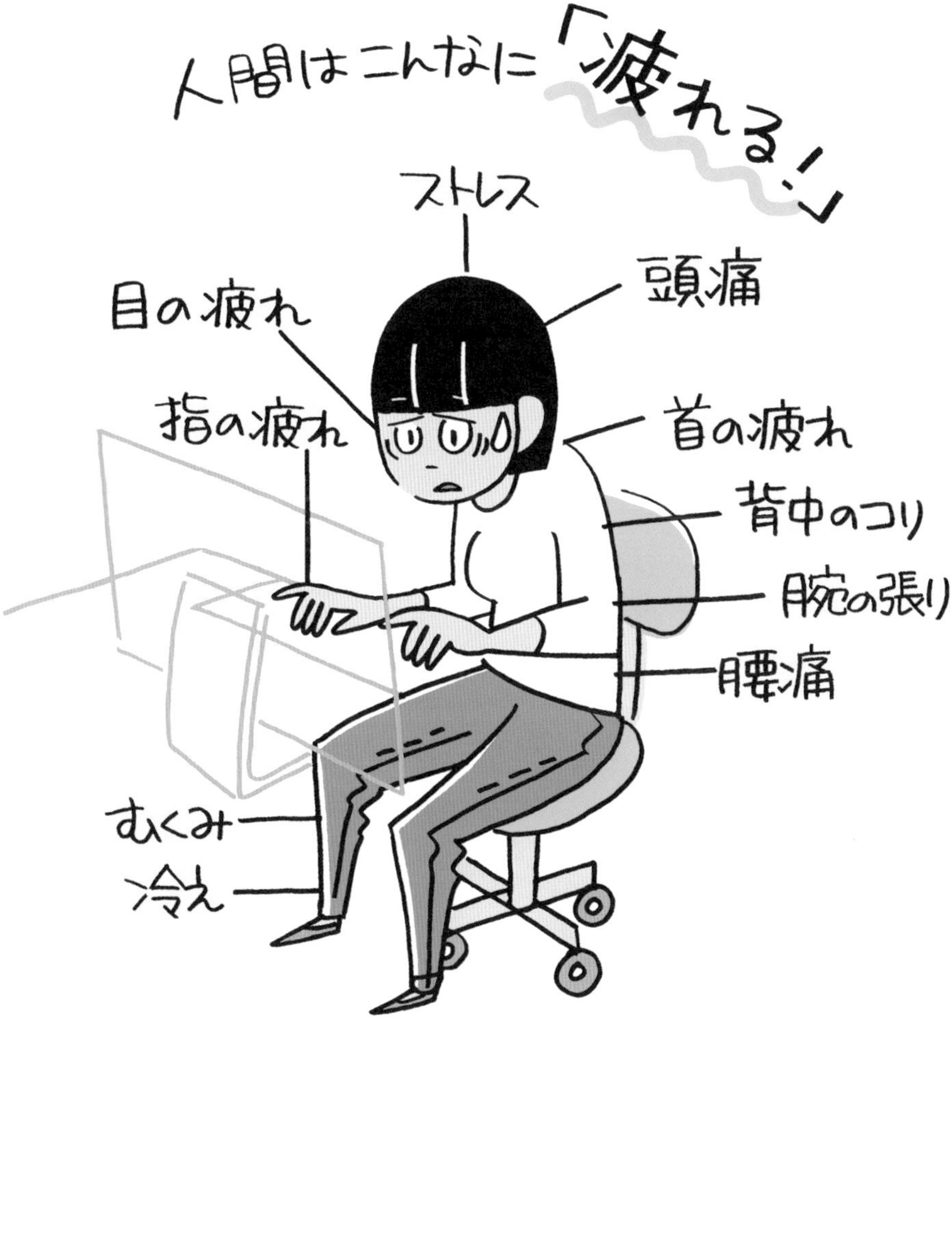

# 肩コリ、腰痛、首の張り。なぜ？

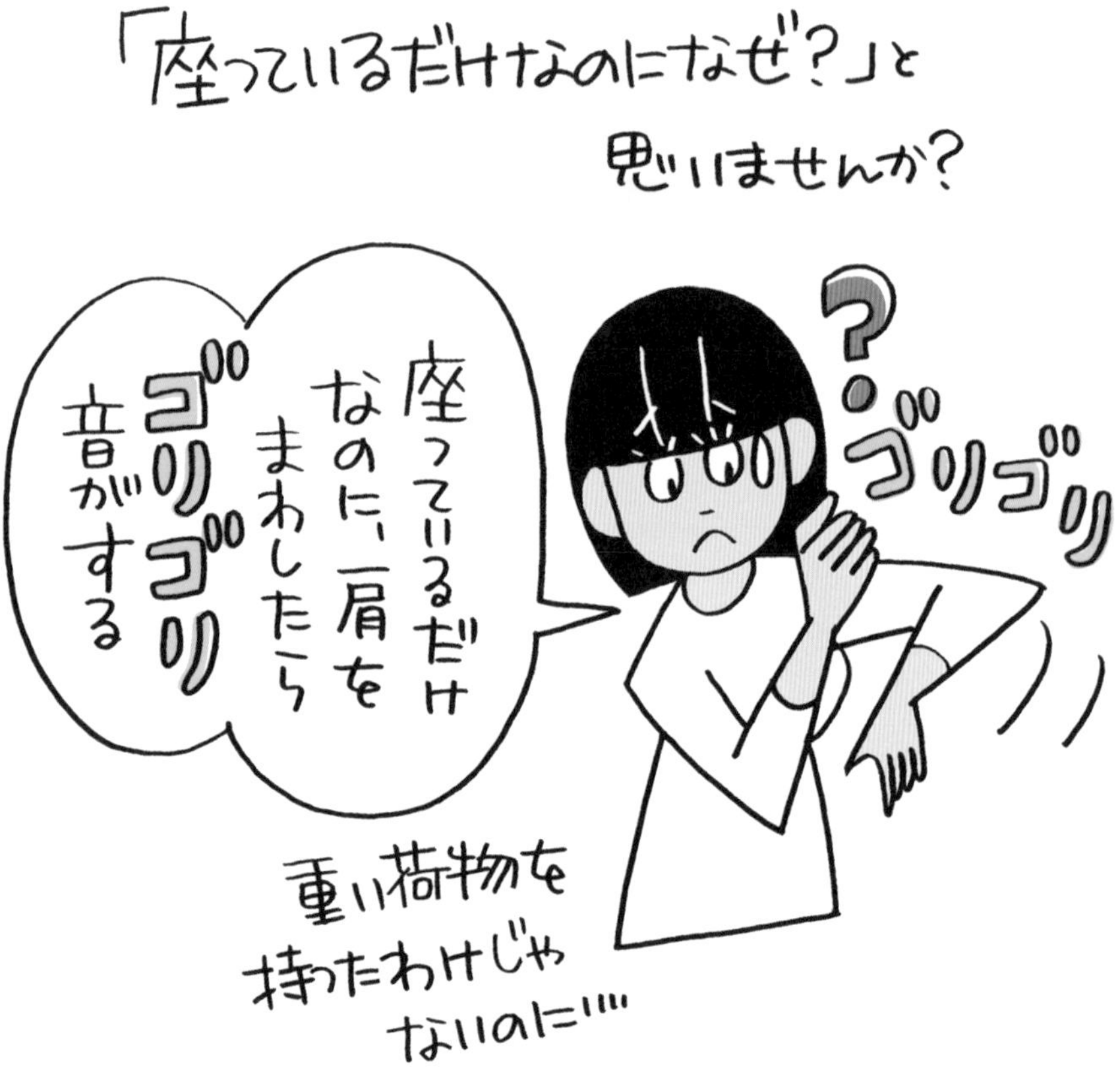
「座っているだけなのになぜ？」と
思いませんか？
座っているだけなのに、肩をまわしたらゴリゴリ音がする
？
ゴリゴリ
重い荷物を持ったわけじゃないのに…

## 座り仕事で「疲れる」理由

それは筋肉を「固定」しているから！

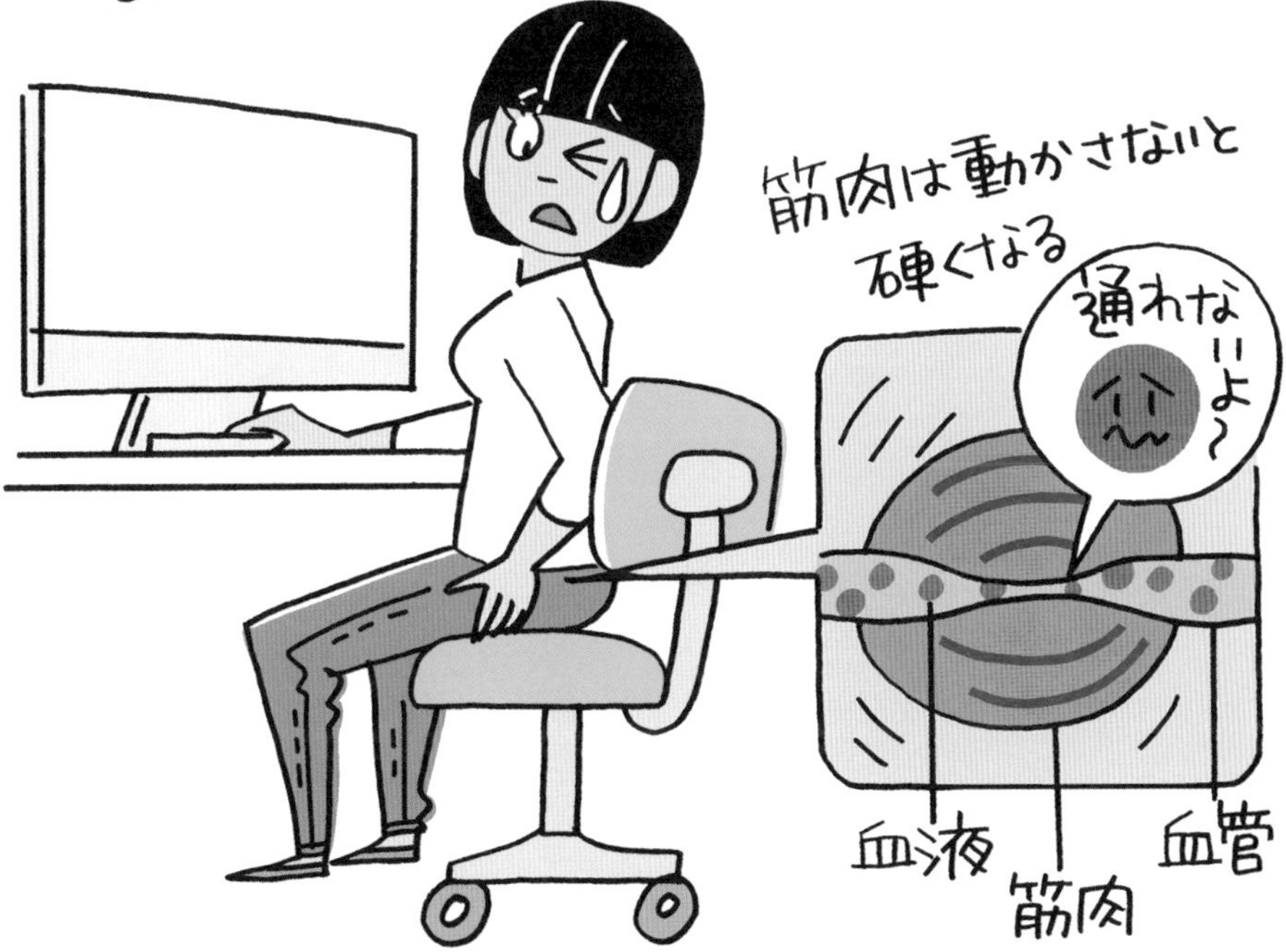
筋肉は動かさないと
硬くなる
通れないよ〜
血液
筋肉
血管

筋肉が硬いと、代謝や血行が
悪くなり、体が「疲れて」しまう。

## 疲れやすい人がやっていること

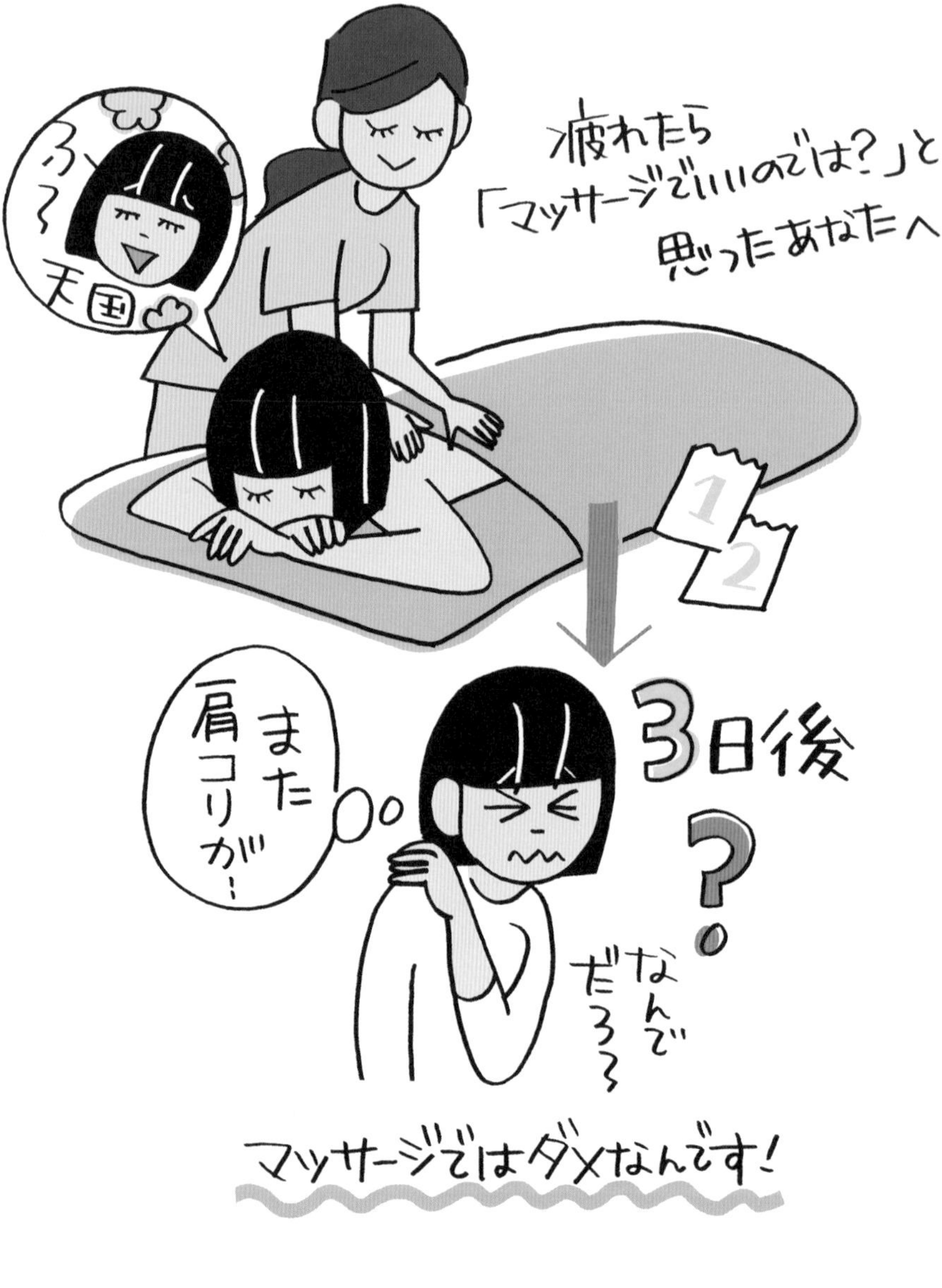
ふ〜〜
天国
疲れたら
「マッサージでいいのでは？」と
思ったあなたへ
1
2
3日後
また
肩コリが…
？
なんでだろ〜〜
マッサージではダメなんです！

## マッサージがダメな理由

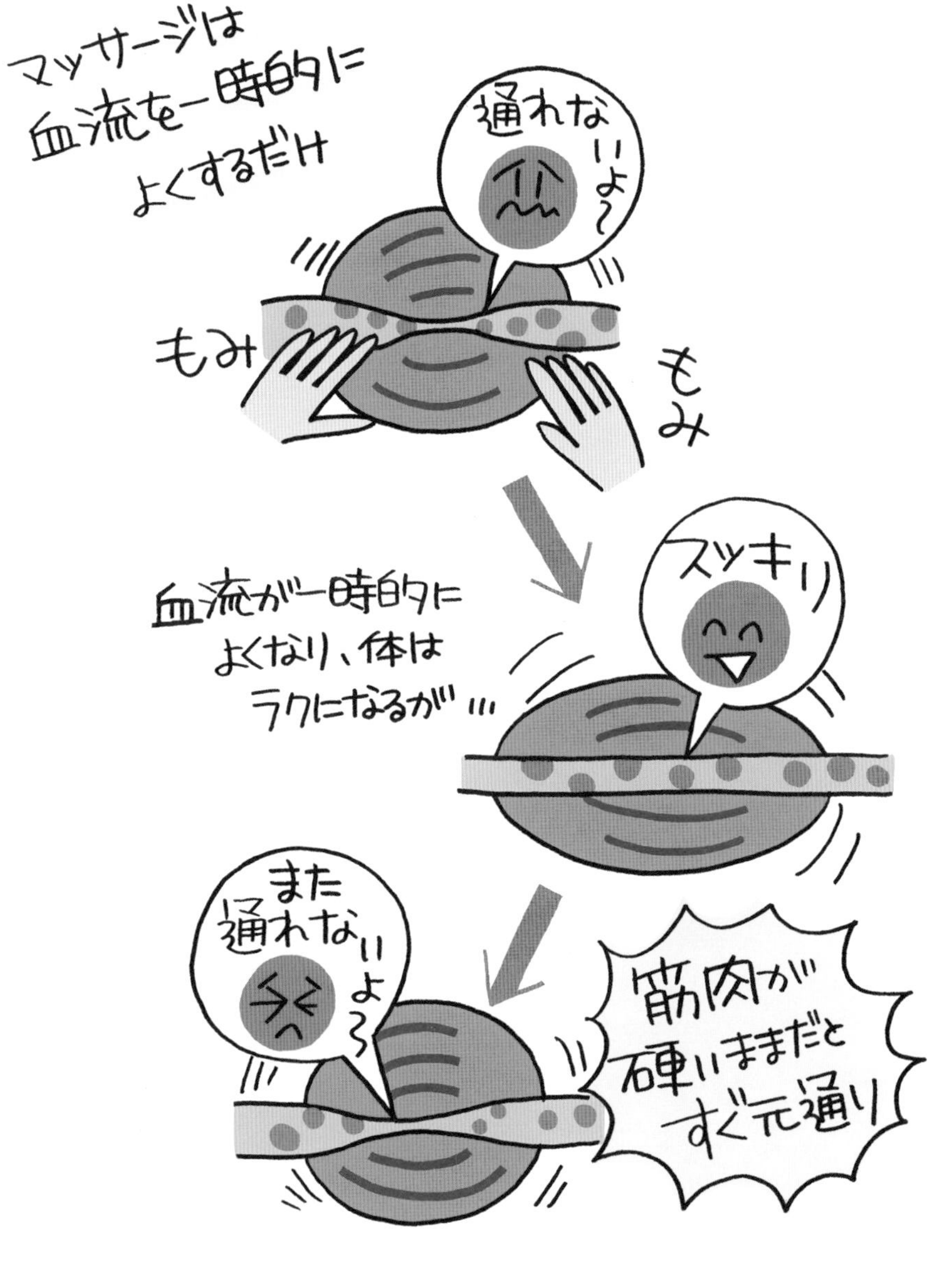

座り仕事で
硬くなりやすい
# 3つの筋肉

ココをほぐせば
いきなり体が
ラクになる

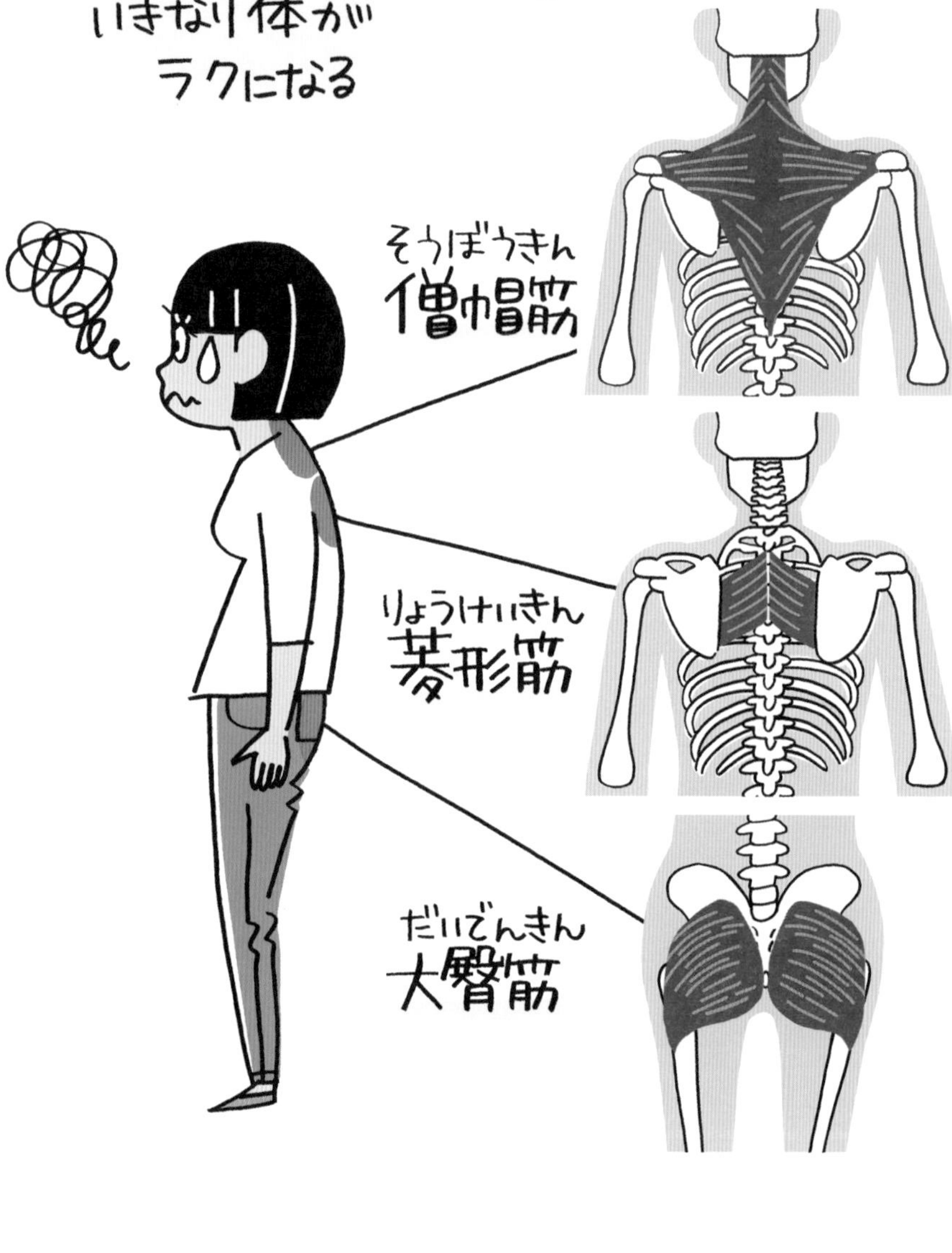

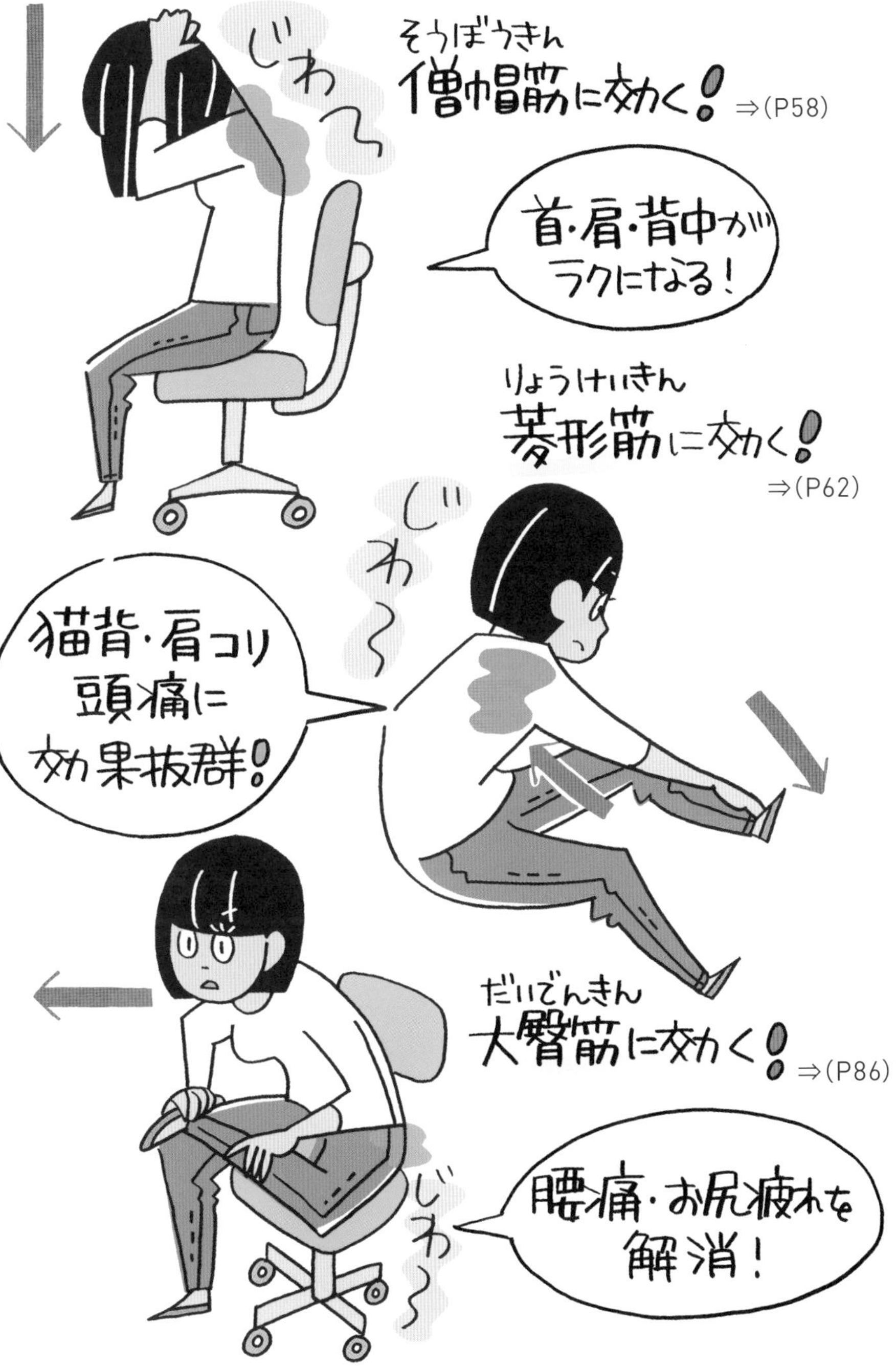

じわ〜
僧帽筋《そうぼうきん》に効く！ ⇒(P58)
首・肩・背中が
ラクになる！
菱形筋《りょうけいきん》に効く！ ⇒(P62)
じわ〜
猫背・肩コリ
頭痛に
効果抜群！
大臀筋《だいでんきん》に効く！ ⇒(P86)
じわ〜
腰痛・お尻疲れを
解消！

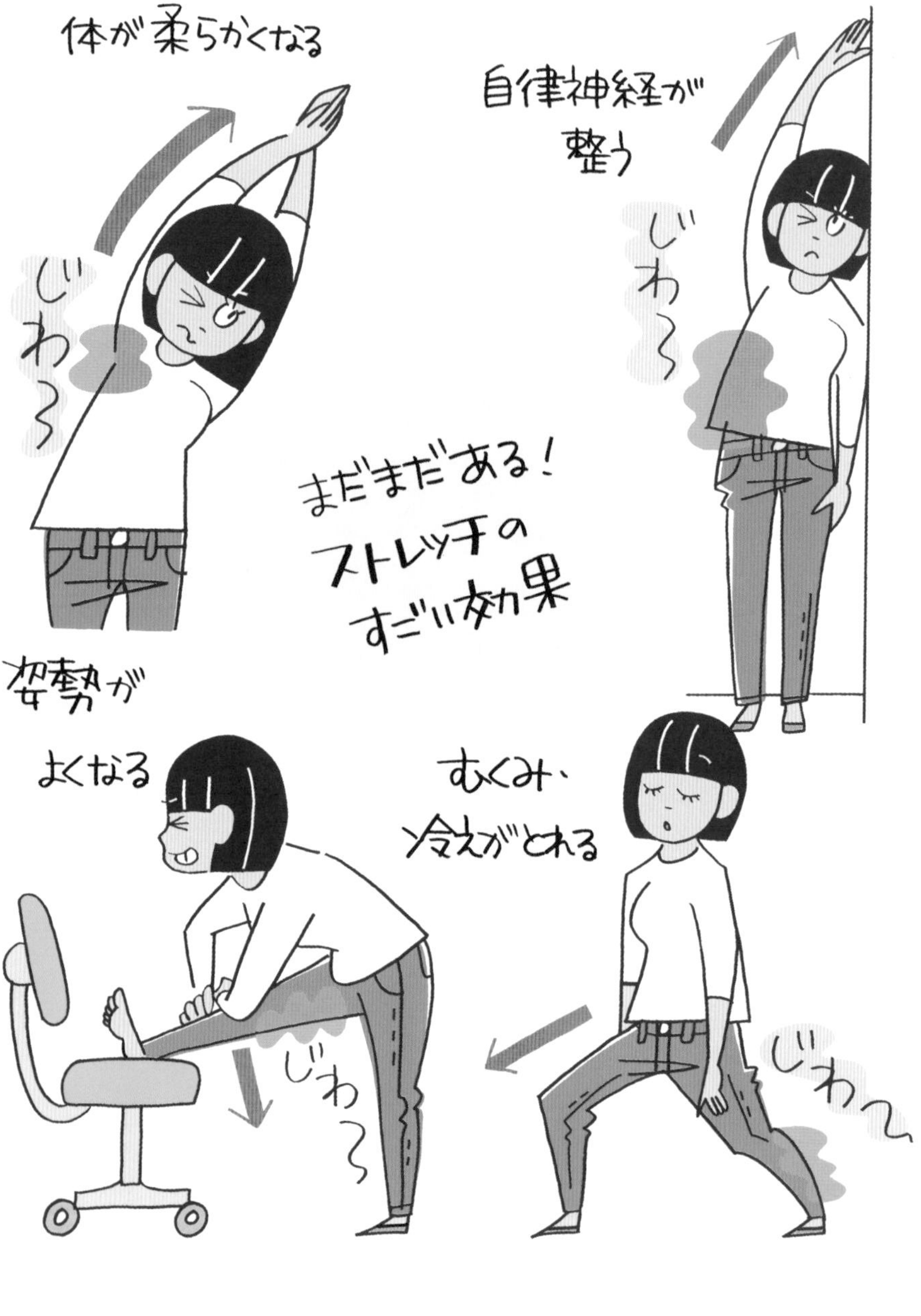
体が柔らかくなる
自律神経が整う
まだまだある！
ストレッチのすごい効果
姿勢がよくなる
むくみ、冷えがとれる
じわ〜
じわ〜
じわ〜
じわ〜

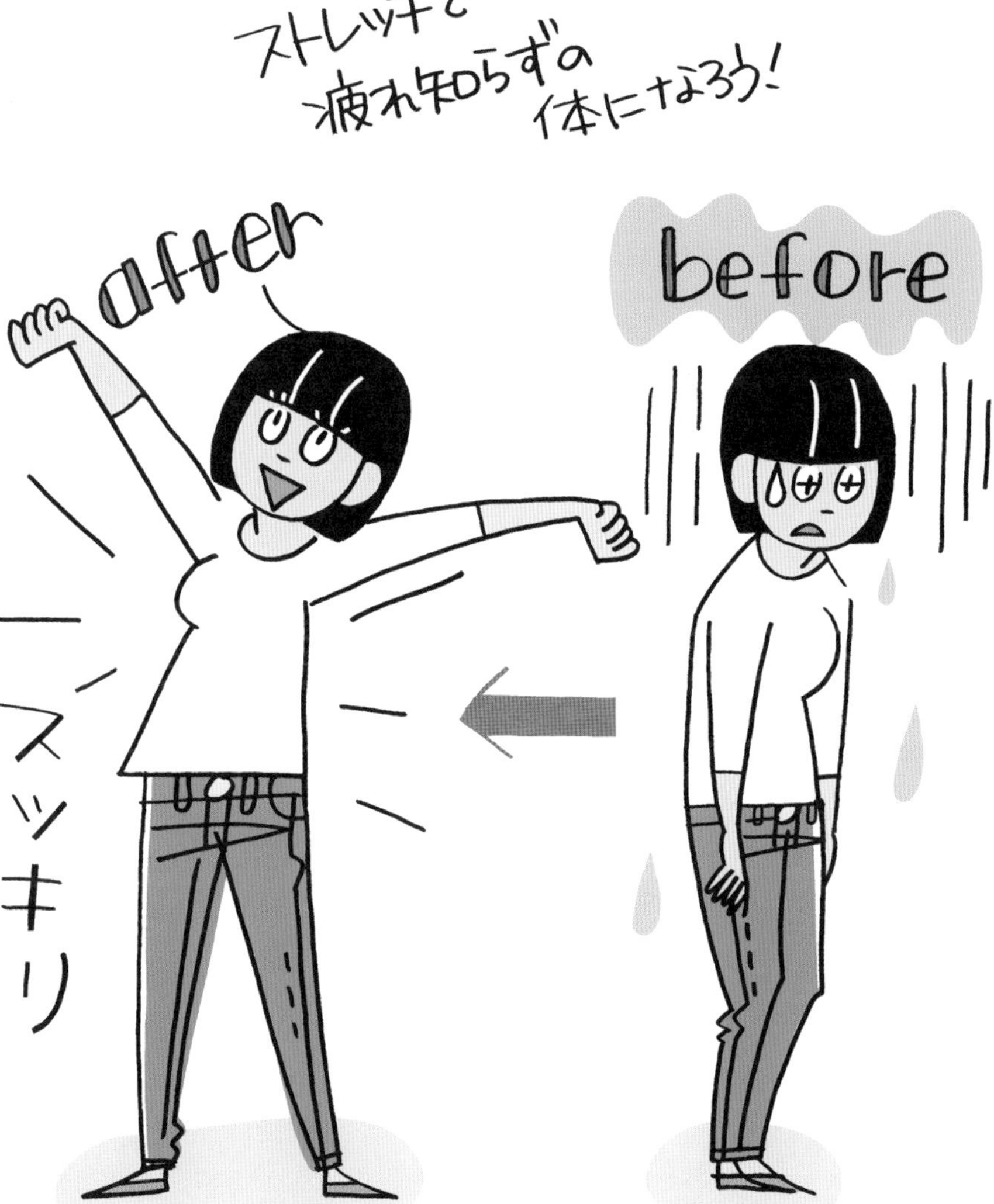
ストレッチで
疲れ知らずの
体になろう！
after
before
スッキリ

はじめに

# なぜ「座っているだけ」で疲れるのか？

私のストレッチ専門店を訪れるみなさんは、「首」「肩」「腰」がつらいと訴えます。

ところが、いざ私が触診してみると、自覚している「首」「肩」「腰」だけでなく、**「太もも」や「ふくらはぎ」など、下半身の筋肉もカチコチに固まっている**のです。

パソコン画面を見ながら、キーボードを打つ。

実はこれだけの動作でも、下半身の筋肉を「使って」いるのです。

特に「もも裏」と「ふくらはぎ」の2つは体を固定するために、常に緊張しています。5ページでもお伝えしましたが、座り仕事で「同じ姿勢をキープ」し続けると、筋肉は硬くなります。すると、**血流が悪化し、コリや張りが生まれます。**

さらに筋肉には「硬くなると、まわりの骨や筋肉を引っ張り込む」性質があります。下半身、特に太ももの筋肉は硬くなると、**骨盤を強く引っ張**

**り込む**ようになります。

すると骨盤の位置がずれ、骨格がゆがんでしまい、**猫背**や**巻き肩**（肩関節が前にずれ、体の内側に入り込んでいる状態）になります。

背中が丸まり、肩が前に出ると、首・肩・背中の筋肉に余計な負担がかかり、「疲れる」ようになります。これが、**「座っているだけ」で首コリ・肩コリ・腰痛になるメカニズム**です。

恐ろしいのは、骨格がゆがみ、猫背や巻き肩が慢性化すると、そのゆがんだ姿勢が「一番ラクな姿勢」になること。本人はラクなつもりでも、首・肩・背中はどんどん疲れてしまうのです。

## 「疲れ」を根本改善するストレッチ

すべての原因は、筋肉が硬くなることにあります。ならば、硬くなった筋肉をほぐし、元に戻すストレッチをすればいい。

筋肉をゆっくり伸ばすことで、血流がよくなり、酸素が体中をめぐります。すると老廃物が流れ、筋肉のこわばりも解きほぐされていきます。**柔らかくほぐれた筋肉なら、新鮮な血液が常に全身をめぐる**ようになり、老廃物のたまりにくい「疲れにくい体」になるのです。

この本ではまず、「座り仕事で人が疲れるメカニズム」を明らかにします。

次に、**座り仕事で酷使される筋肉の特性を見たうえで、硬くなった筋肉を徹底的にほぐすストレッチ**を紹介します。

コリ固まった筋肉がじんわり魔法のようにほぐれていく。

そんな感覚が得られるでしょう。

## マッサージだけでは「ほぐれない」

「ストレッチなんてめんどうだ。マッサージのほうがラクでいい」という人もいるでしょう。

しかし、**マッサージは対症療法。**症状を一時的におさえる薬のようなもの。マッサージによって血流がよくなれば、確かに張りや痛みは緩和され、体はラクになります。

ただ、少し時間が経つと、またすぐに同じ箇所に張りや痛みが出るようになります。

一時的に血流がよくなっても、張りや痛みの原因である「骨格のゆがみ」や「硬くなった筋肉のケア不足問題」は解決していないため、マッサージ前の状態にすぐ戻ってしまいます。

そこでストレッチです。マッサージが対症療法なのに対し、**ストレッチは「改善」**。硬くなった筋肉をほぐし、柔らかくし、体質を改善します。

## 「普通の体に戻してほしい」という切実な声

私の店に初めて来た方が、口をそろえて言うことがあります。

「普通の体に戻してほしい」

鏡にうつった猫背が、あまりにひどくてドン引きした。

肩をまわすだけで、ゴリゴリとにぶい音がして怖い。

正座はおろか、あぐらもかけなくなっていて、びっくりした。

こうした方々が、次々とリピーターになっています。

本書で紹介するストレッチを実践すれば、今はカチコチの筋肉が徐々にほぐれ、「普通の体」をとり戻すことができます。

さらに、**「代謝があがる」「体がラクに動く」「自律神経が整う」**といったストレッチのメリットもすぐ実感できるでしょう。リモートワークによる運動不足にも効果抜群です。

だまされたと思って、ページをめくってください。

本書を読み終えるころには、ストレッチがしたくなって体がウズウズしているに違いありません。

# ストレッチの4原則

原則1

## 20秒×3セット

ひとつのストレッチは「20秒×3セット」が基本。最初の20秒、筋肉はあまり伸びません。硬くなった筋肉を動かすことで、脳が「きつい！　やめて！」という信号（伸張反射）を出すからです。しかしその信号は10～20秒で収まり、2セット目からは筋肉が伸びやすくなります。

1セット目は「伸張反射を終わらせるため」のストレッチ。2セット目、3セット目は「しっかりと筋肉を伸ばすため」のストレッチです。

原則2

## セット間の休憩は「一瞬」

1セット目のストレッチを終え、伸張反射が収まっても、そこで休みすぎると、またこの反射が起き、1セット目の意味がなくなってしまいます。

セット間の休憩は「一瞬」だけ。「60秒ぶっ続け」のほうが、筋肉はよく伸び、ほぐれます。息は止めずに自然に呼吸してください。

原則
# 3
## 反動をつけない

本書で紹介するのは、静的ストレッチという「静止した状態で筋肉を伸ばすストレッチ」です。反動をつけずにじっくり伸ばすと、筋肉がほぐれ、柔軟性が高まります。

反動をつけて無理に伸ばすと、先に述べた伸張反射がおさまらず、かつケガにもつながります。ゆっくり、じっくり伸ばしましょう。

原則
# 4
## お風呂上がりがベスト

体が温まり、血行がよくなっているお風呂上がりに行うと効果的。

ただ、無理は禁物。「痛《いた》気持ちいい」くらいで止めてください。痛いと力が入り、筋肉が伸びなくなります。

# 時間がない人のための 症状別 すぐ効くストレッチ!

肩コリ

P58

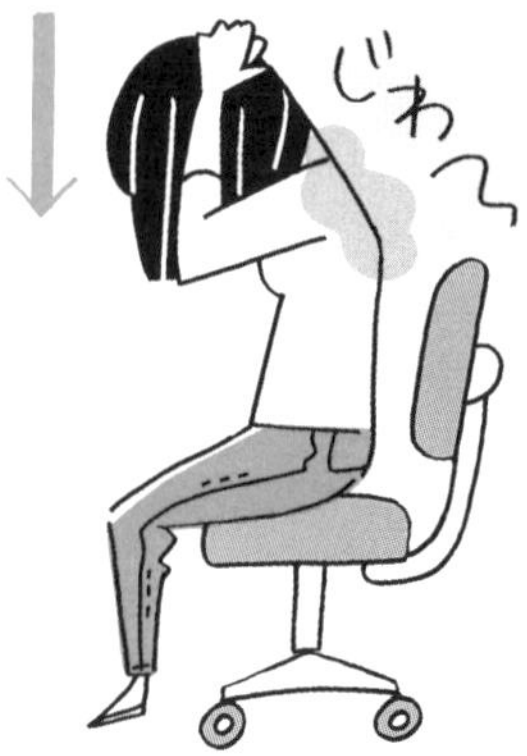


首コリ

P50

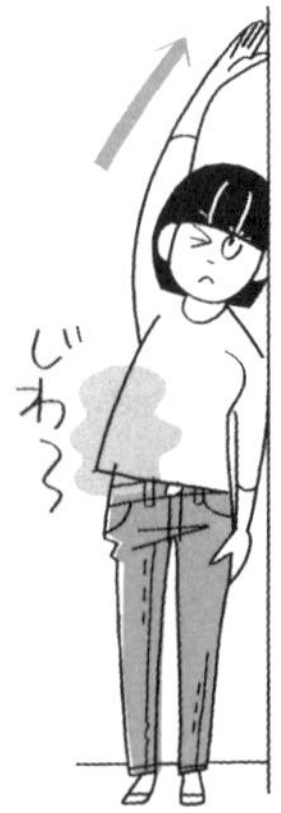


腰痛

P86

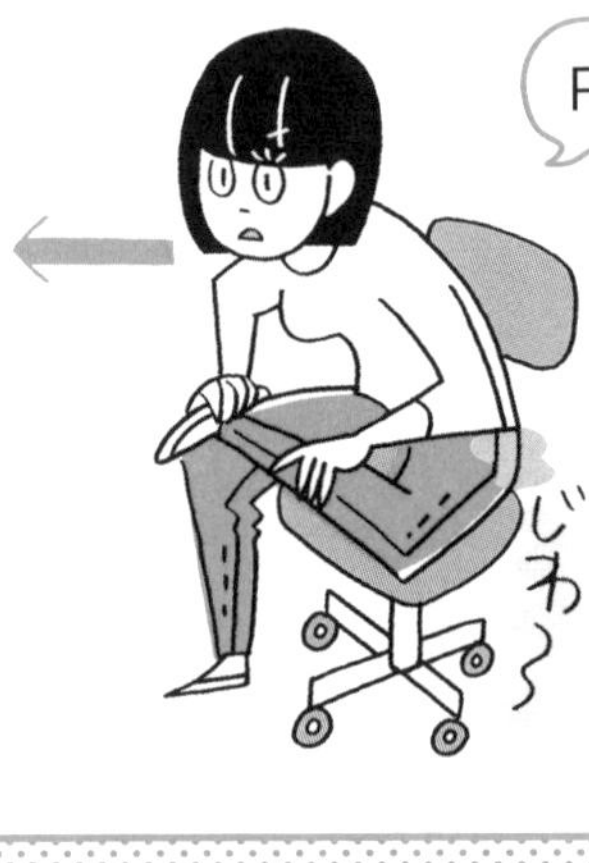

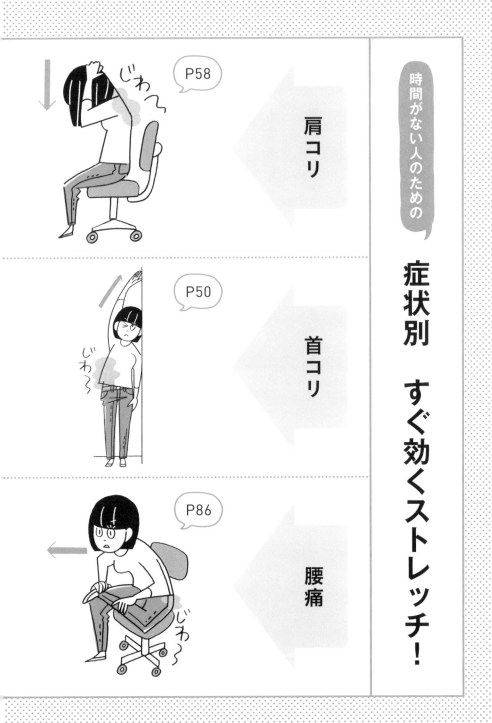

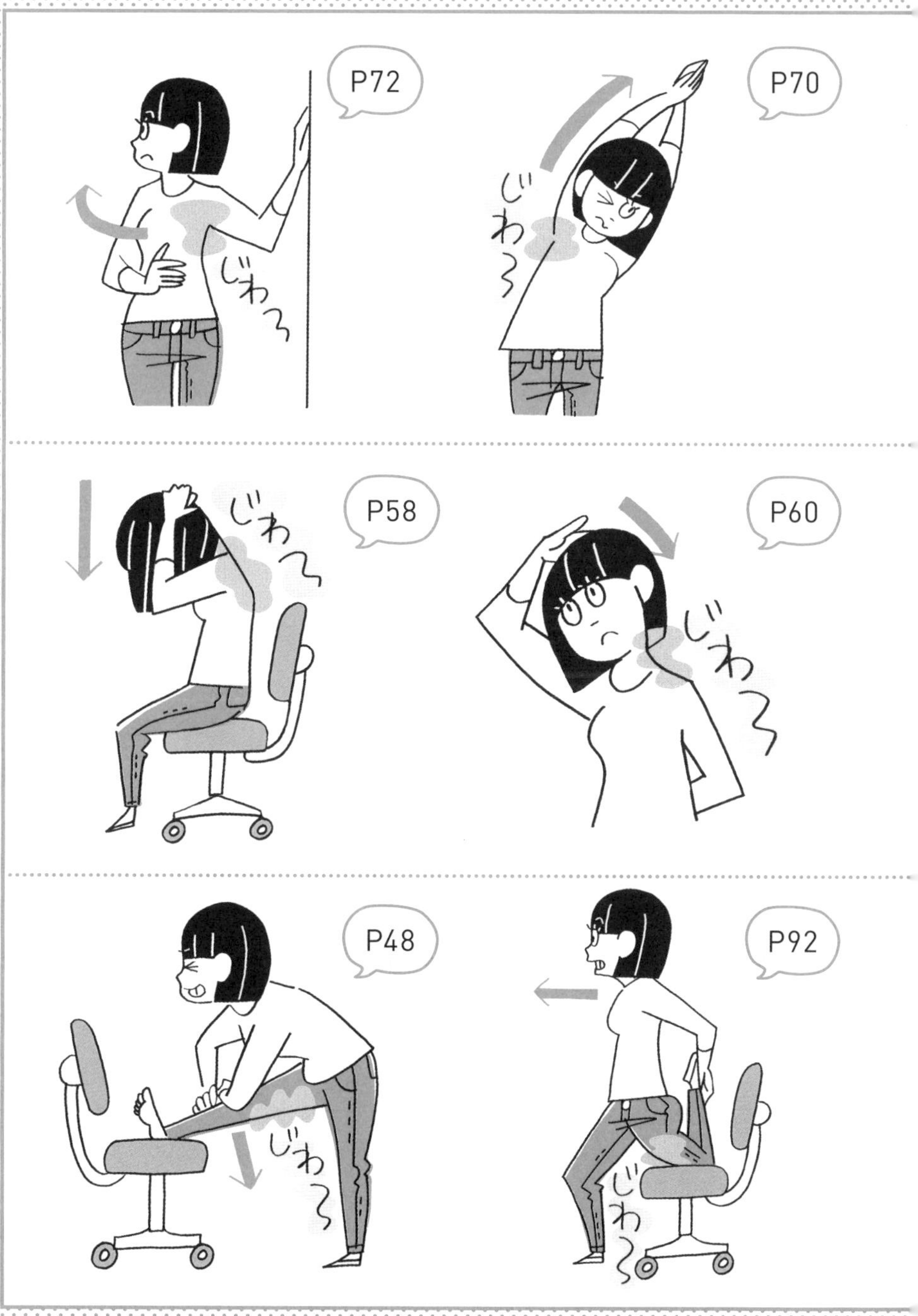
P72
じわ〜
P70
じわ〜
P58
じわ〜
P60
じわ〜
P48
じわ〜
P92
じわ〜

# 本書の構成と使い方

INTRODUCTION (P25〜)

## あなたは毎日こんなに疲れている

⇒「どこが疲れているかわからない」というあなたは、まずここから読んでください

CHAPTER 2 (P57〜)

## 首・肩・背中のしつこい疲れをとる

⇒ 首が重ダルい、肩がこっている、背中が張っている。
筋肉に直接アプローチして、「疲れ」をとりましょう

CHAPTER 3 (P85〜)

## 腰・足のしつこい疲れをとる

⇒ 腰が張っている、股関節が痛い、足がむくむ。
筋肉に直接アプローチして、「疲れ」をとりましょう

CHAPTER 4 (P103〜)

## 座り仕事の疲れを「予防」するコツ

⇒ 少しでも「疲れ」をためにくくする工夫・テクニックをお伝えします

CHAPTER 1（P41〜）

## 座り仕事の大敵「猫背」を治す

⇒ 疲れの大もとは「骨盤のゆがみ」「猫背」にあります。重要な筋肉を徹底的に伸ばしてほぐしましょう

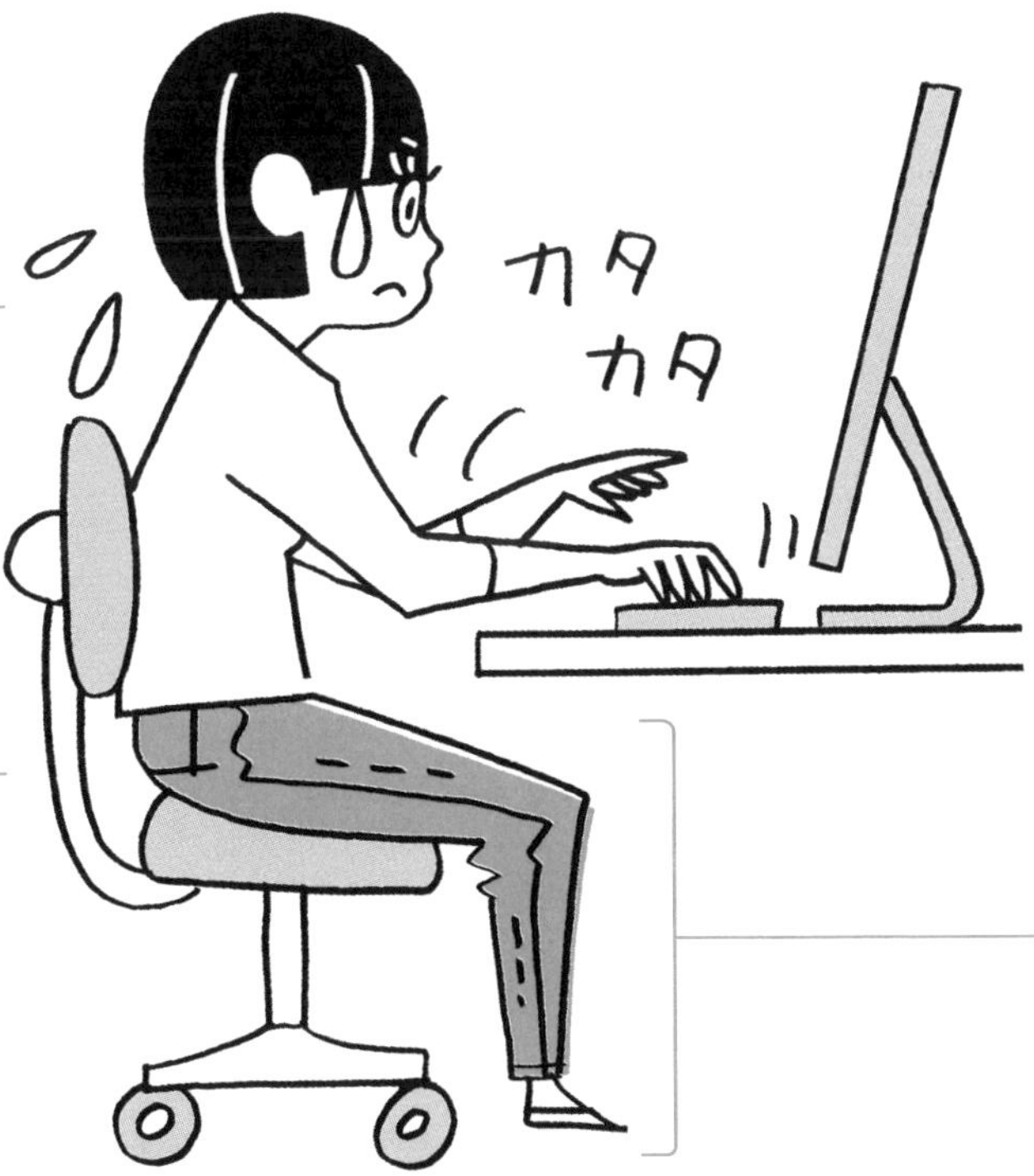

座り仕事の疲れがぜんぶとれる
コリほぐしストレッチ

目次



INTRODUCTION

## あなたは毎日こんなに疲れている

CHAPTER 1

## 座り仕事の大敵「猫背」を治す



CHAPTER 2

## 首・肩・背中のしつこい疲れをとる

CHAPTER 3

## 腰・足のしつこい疲れをとる



CHAPTER 4

## 座り仕事の疲れを「予防」するコツ



※ストレッチ中に痛みやしびれを感じたら、すぐに中止してください。自分の柔軟性に合わせて、無理のない範囲で行ってください。また、病気を治癒するものではありませんので、お悩みが改善しない場合は必ず病院に行ってください。

# あなたは毎日こんなに疲れている

INTRODUCTION

座っているだけで全身が疲れる

# パソコン画面を見るだけで、「ここ」が疲れる

人間は「椅子に座っている」だけでも、実に多くの筋肉を使っています。パソコン画面を見ているとき、どんな筋肉を使っているのかを見ていきましょう。

まずは下半身から。足を曲げた状態でキープするので、**ふくらはぎ**の筋肉である腓腹筋《ひふくきん》と、**太もも**の筋肉である大腿四頭筋《だいたいしとうきん》・ハムストリングスが収縮し続けて硬くなります。

一方、上半身では、**背中**を支える脊柱起立筋《せきちゅうきりつきん》という、とても大きな筋肉を使います。椅子に体重を預けていますから、体への負担は軽いだろうと思われがちですが、ただ「椅子に座っている」だけでも、多くの筋肉を使っているのです。

加えて、画面を凝視する場合はどうしても、**首**を固定することになります。すると、腕を支える役割を担う、背中の一番表層にある僧帽筋《そうぼうきん》にも大きな負担がかかります。

そして「**目**」。まぶたの開け閉めをする眼輪筋《がんりんきん》、眉間にシワをつくる皺眉《しゅうび》筋《きん》も常に緊張しているので、疲れてしまいます。

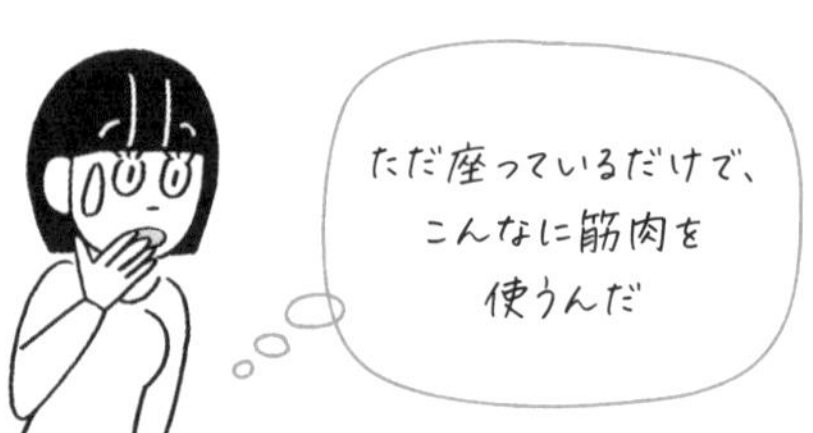
ただ座っているだけで、
こんなに筋肉を
使うんだ

## パソコンを見るときに使う主な筋肉

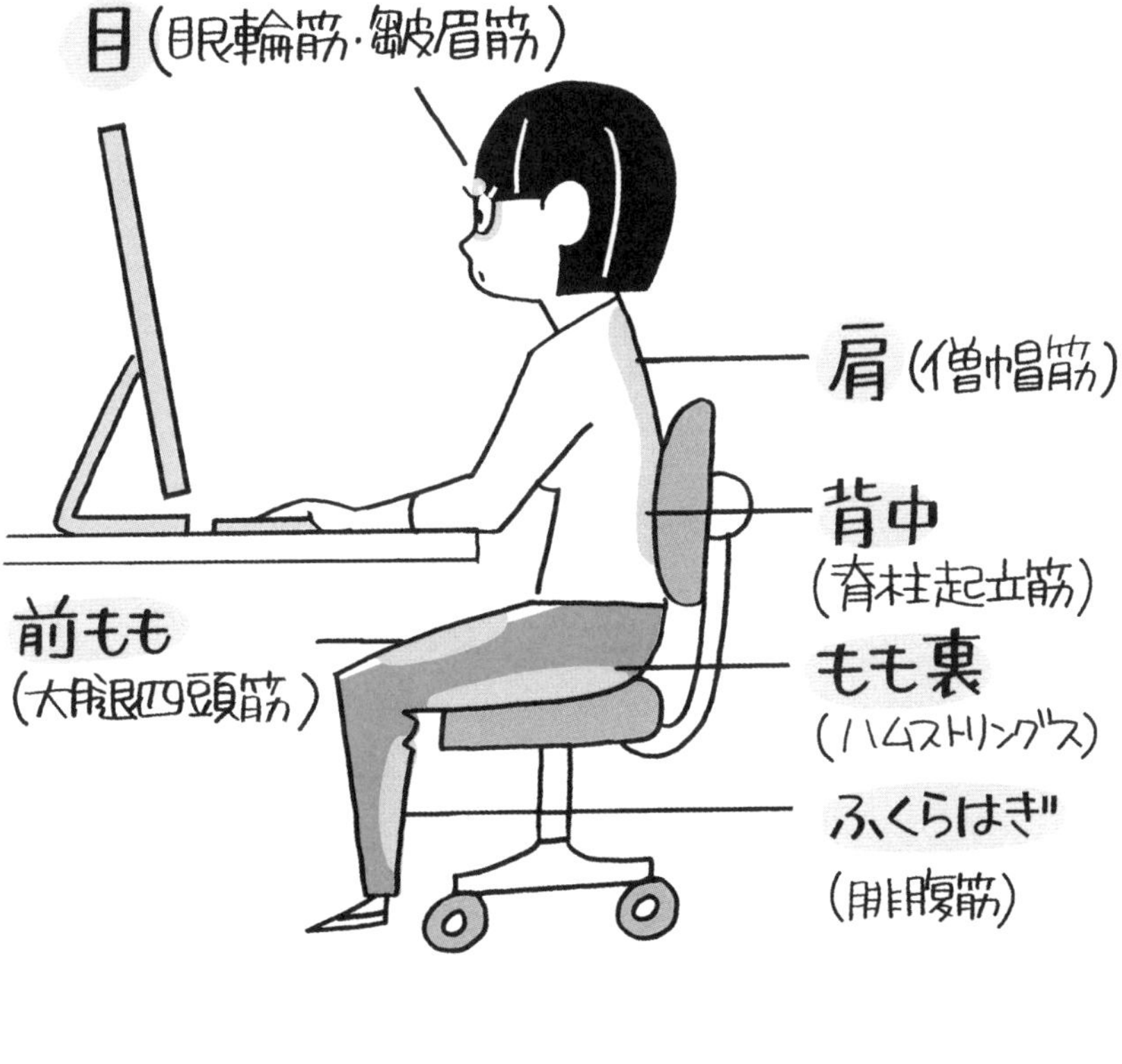
目（眼輪筋・皺眉筋）
肩（僧帽筋）
背中（脊柱起立筋）
前もも（大腿四頭筋）
もも裏（ハムストリングス）
ふくらはぎ（腓腹筋）

「目」だけではなく、
体を固定するために多くの筋肉を使っている

首やあごの疲れに要注意！

# 書類を読むだけで、「ここ」が疲れる

姿勢をきれいに保ち、腕を伸ばして書類を読む人はいません。書類を読むときは誰もが前かがみになり、書類に顔を近づけます。

すると、どこに負担がかかるか。

まず**首**に大きな負担がかかります。

前に出して屈曲《くっきょく》させることで、首とあごをつなぐ広頸筋《こうけいきん》、下あごとのど仏の間にある舌骨下筋群《ぜっこつかきんぐん》に負荷がかかります。

また、体全体が前かがみになることで、**胸**を縮める大胸筋《だいきょうきん》を筆頭に体の前面の筋肉を使うことになります。

さらに、書類を持って読むときは、**肩**と**腕**の筋肉も無視できません。肩まわりの三角筋《さんかくきん》、腕を曲げる役割を担う上腕二頭筋《じょうわんにとうきん》などにも疲れがたまっていきます。

書類を読むわけですから、もちろん「**目**」の筋肉も。眼輪筋《がんりんきん》、皺眉筋《しゅうびきん》も使うことになります。

座って、紙を持ち、文字を読む。

たったこれだけでも、実に多くの筋肉を使っているのです。

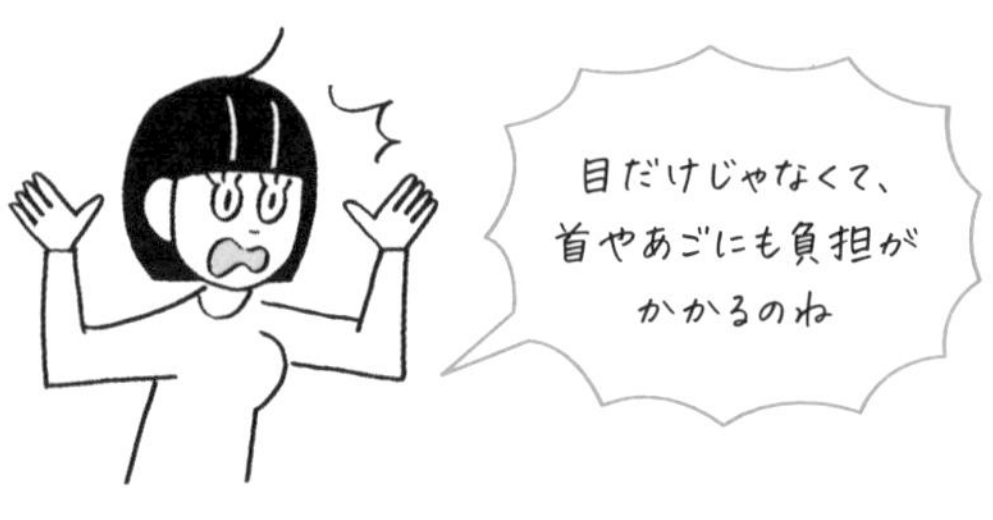
目だけじゃなくて、首やあごにも負担がかかるのね

## 書類を読むときに使う主な筋肉

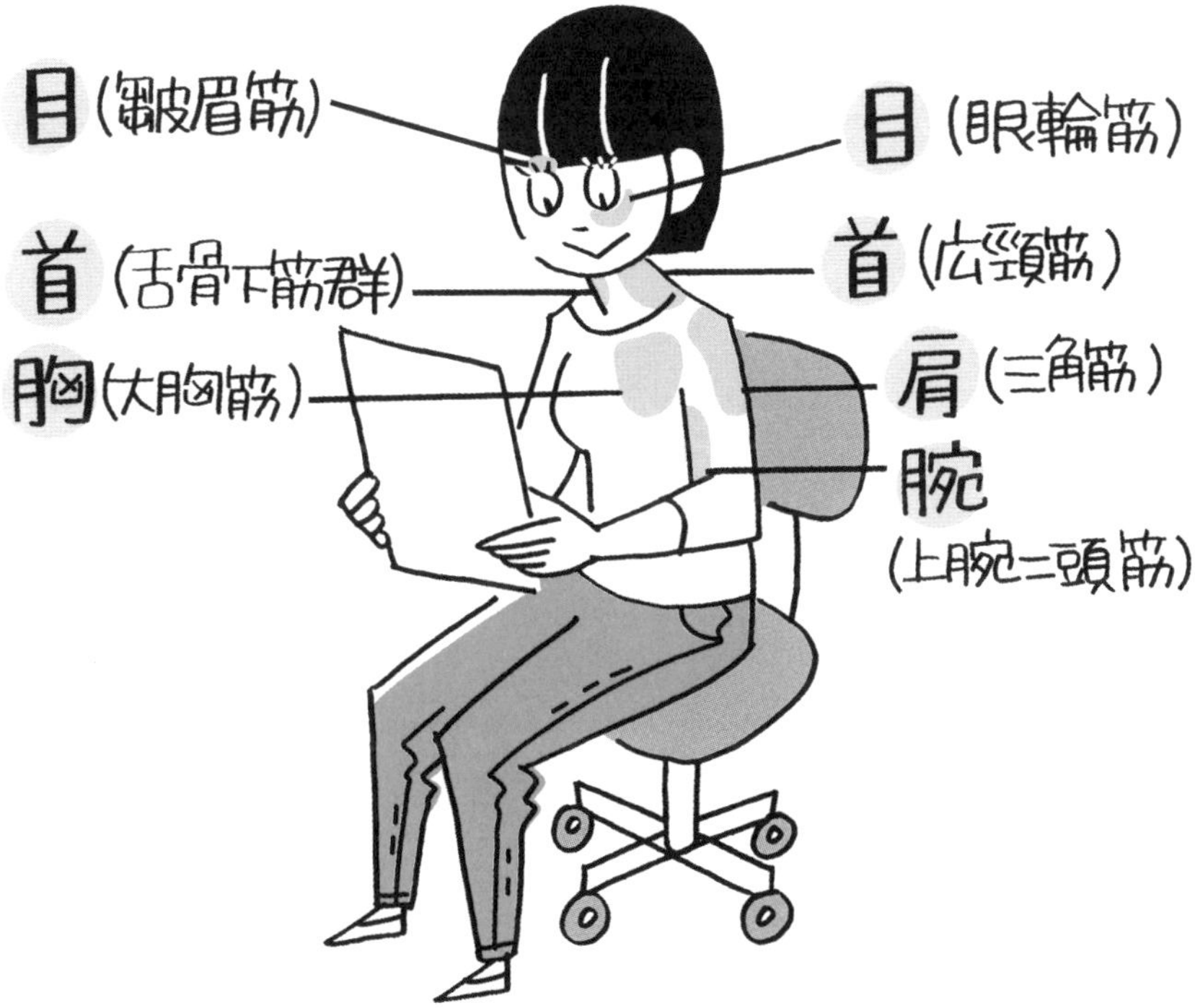
目(皺眉筋)
目(眼輪筋)
首(舌骨下筋群)
首(広頸筋)
胸(大胸筋)
肩(三角筋)
腕
(上腕二頭筋)

書類を持つ腕だけではなく、首やあごの筋肉も！

お腹と胸の筋肉を意識してみてください

# キーボードを打つだけで、「ここ」が疲れる

座り仕事をしている人の中で、キーボードを打たない人は少ないでしょう。

「キーボードを打つ」といっても、実際の動作は、指先や手首をわずかに動かすだけ。全身を使って重いボタンを押し込んだり、持ち上げたりするわけではありません。

しかし体には、大きな負担がかかっています。

「キーボードを打つ」ときの姿勢をイメージしてください。

自然と体が前かがみになっていませんか。このとき、**お腹**を縮める腹斜筋《ふくしゃきん》群《ぐん》と、**胸**を縮める大胸筋《だいきょうきん》に負荷がかかっています。

キーボードを打つときは基本的に**腕**を曲げているので、上腕二頭筋《じょうわんにとうきん》も使っています。

加えて、**手首**や**指**を曲げる前腕屈筋群《ぜんわんくっきんぐん》もカチカチになります。すると、**肩まわり**の筋肉が前腕屈筋群に引っ張られ、肩関節が前にずれ、徐々に巻き肩になります。すると、背中に肉がのるようになり、「首が短く見える」状態になりやすいのです。

キーボードを打っているときの疲労は、侮《あなど》れません。

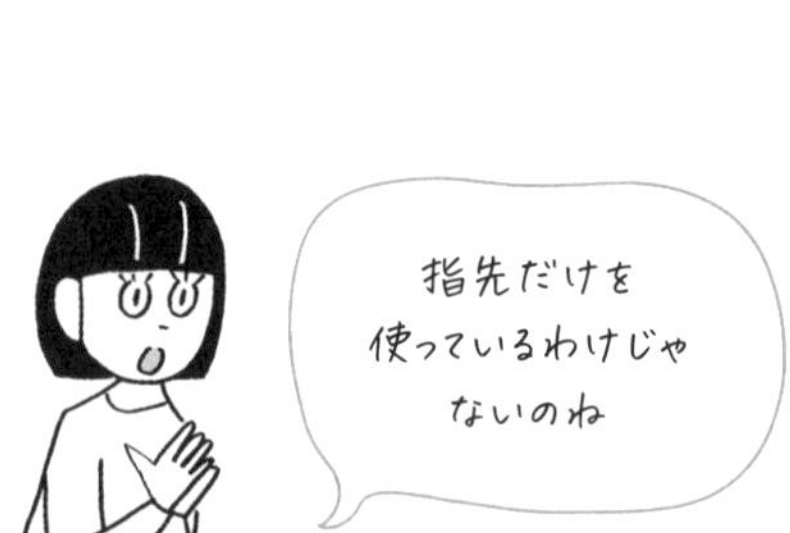

## キーボードを打つときに使う主な筋肉

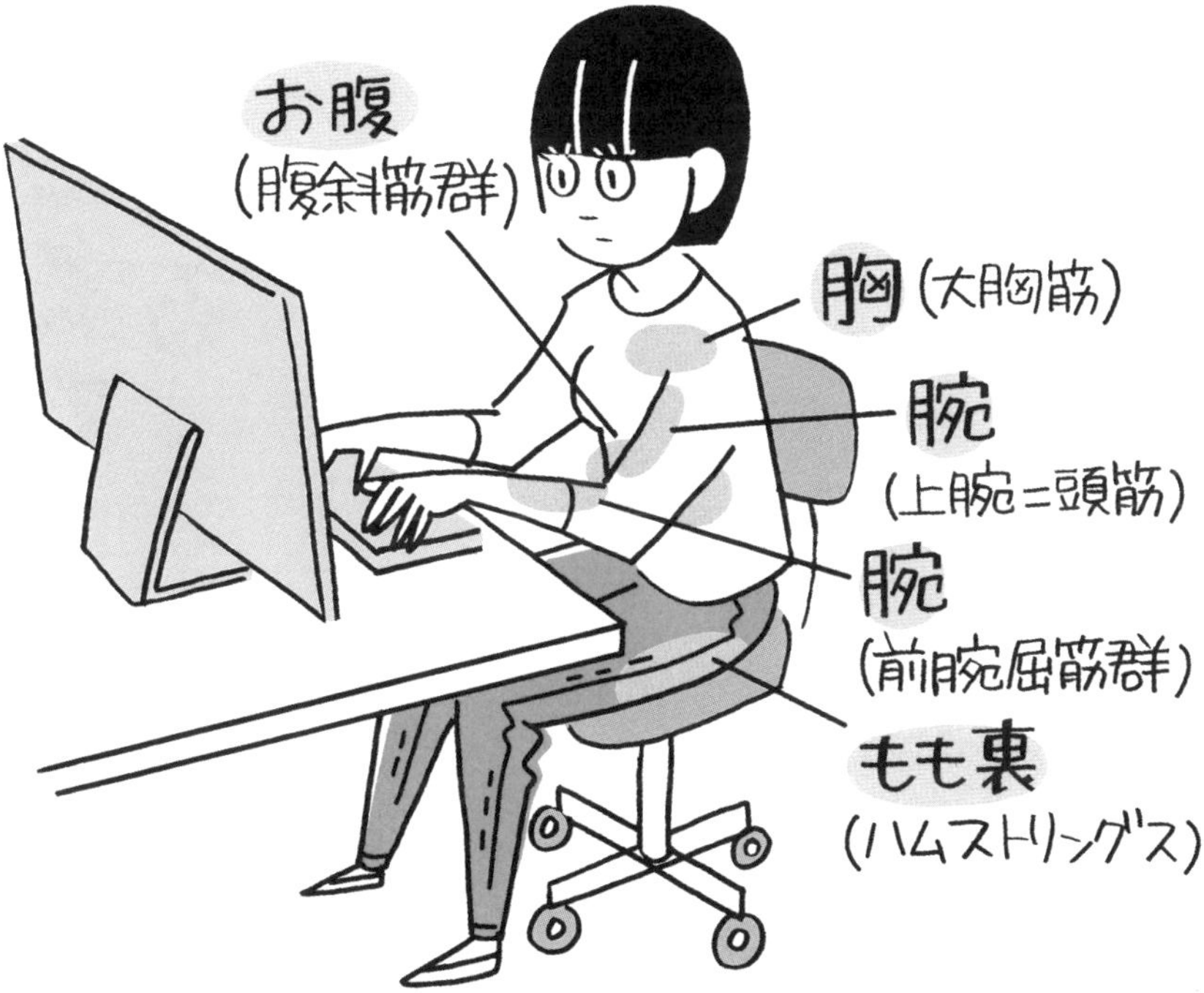
お腹
(腹斜筋群)
胸(大胸筋)
腕
(上腕二頭筋)
腕
(前腕屈筋群)
もも裏
(ハムストリングス)

**自然と前かがみになるため、**
**お腹と胸の筋肉に大きな負担が！**

骨盤と背骨に大ダメージ

# ほおづえをつくだけで、「ここ」が疲れる

びしっと背筋を伸ばして8時間のデスクワークは無理でしょう。頭も腕もとても重い。長丁場になったときは、デスクにヒジをつき、腕で頭を支え、ほおづえをつきたくなりますよね。

ただ、ほおづえはやはりいただけません。

**ヒジ**を曲げてデスクに置き、手のひらにほおを乗せると、**腕**の内側にある上腕二頭筋《じょうわんにとうきん》、ヒジから手のひらにかけての筋肉である前腕筋群《ぜんわんきんぐん》、**肩まわり**の筋肉である三角筋《さんかくきん》の前部に大きな負担がかかります。

さらに注意したいのが**骨盤・背骨**のずれ。ほおづえをつくと、必然的に肩が前に出ます。加えて、一方の腕に体重が乗ることになりますから、骨盤が下がり、ずれやすくなります。

背骨は、小さな骨が積み重なってできています。頭の位置が変わらないままに骨盤がずれると、頭と骨盤をつなぐ背骨のひとつひとつが整合性をとろうと、ゆがんで調整します。**背骨は「小まわりが利く」ので、とてもゆがみやすい**のです。背骨がゆがめば、骨格もゆがみ、疲れやすい体になります。

ほおづえをつくのは絶対に止めてください。

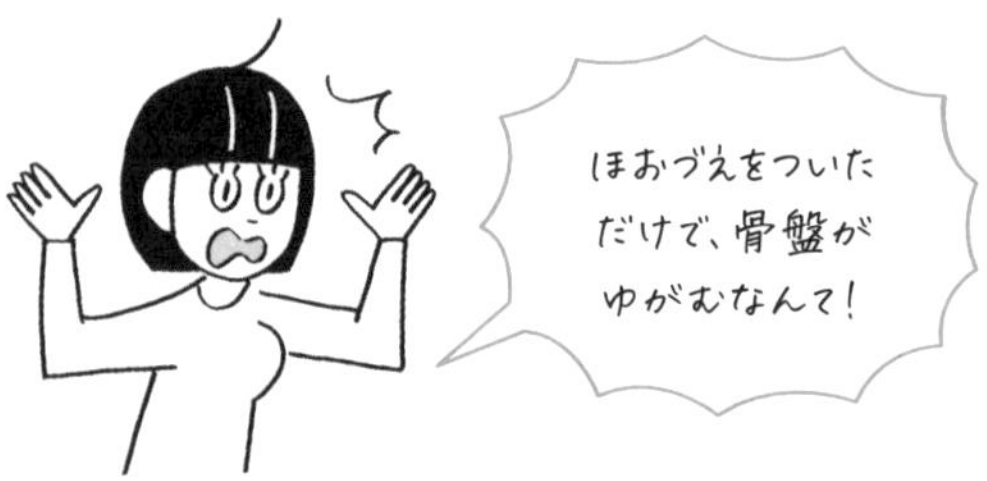
ほおづえをついた
だけで、骨盤が
ゆがむなんて！

## ほおづえをつくと、これだけ危ない！

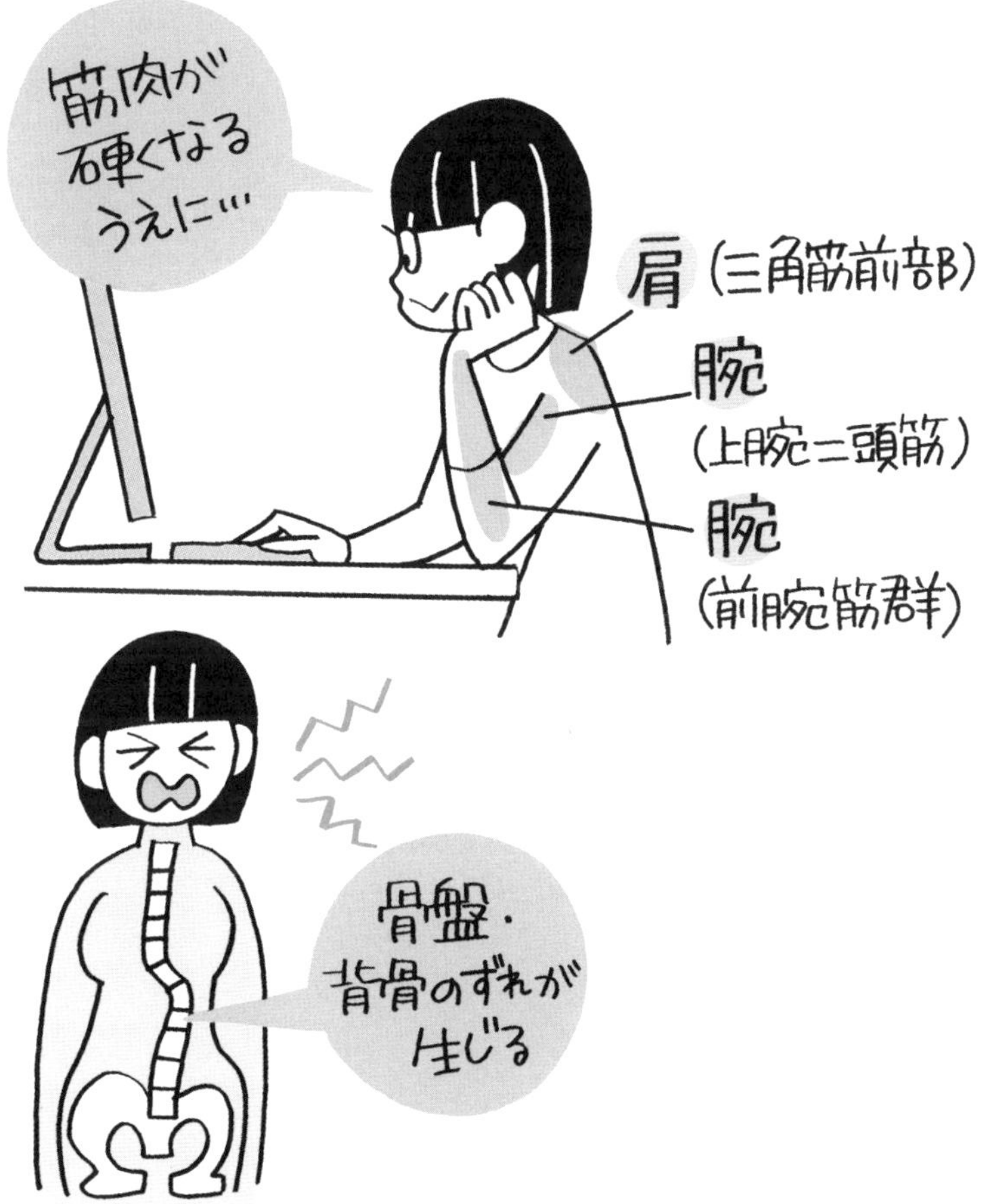
筋肉が硬くなるうえに…
肩（三角筋前部B）
腕（上腕二頭筋）
腕（前腕筋群）
骨盤・背骨のずれが生じる

筋肉よりも骨盤・背骨に大きなダメージ！
ほおづえは絶対NG

骨盤はまっすぐをキープ

# 体をひねるだけで、「ここ」が疲れる

打ち合わせ中、相手と正対しながら、脇でノートパソコンを操作することはないでしょうか。あるいは、パソコンのディスプレイを2つ用意し、左右の2画面を交互に見ながら仕事をしていませんか。

体をひねる「左右」の動きは、体に大きなダメージを与えます。

体をひねると、**骨盤**の位置がずれます。すると、骨盤につながっている**背骨**に悪影響が出ます。

背骨は小さなブロック状の骨の積み重ねで構成されています。体をひねるたびに、ひとつひとつのブロックが細かく動きながら、姿勢を保とうとするわけです。背骨は首から腰までつながっているので、体をひねれば大きくゆがみます。

また、胸椎《きょうつい》（背骨の中部）と腰椎《ようつい》（背骨の下部）の可動域には大きな差があり、体をひねる際、胸椎は大きく動くのですが、腰椎はほとんど動きません。背骨はもともと、ゆがみやすいのです。

そんな姿勢をキープすると、背骨と骨盤がゆがむだけでなく、**周辺の筋肉にも張りや痛み**が出るようになります。

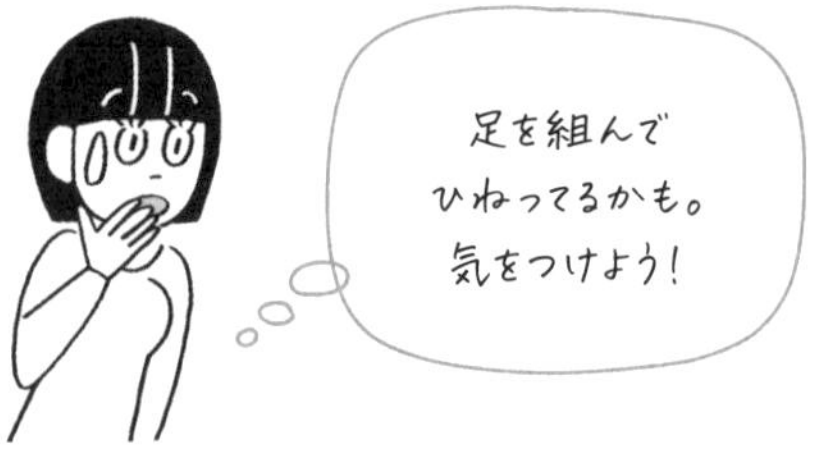

## ひねりは大敵！ 体は常にまっすぐに

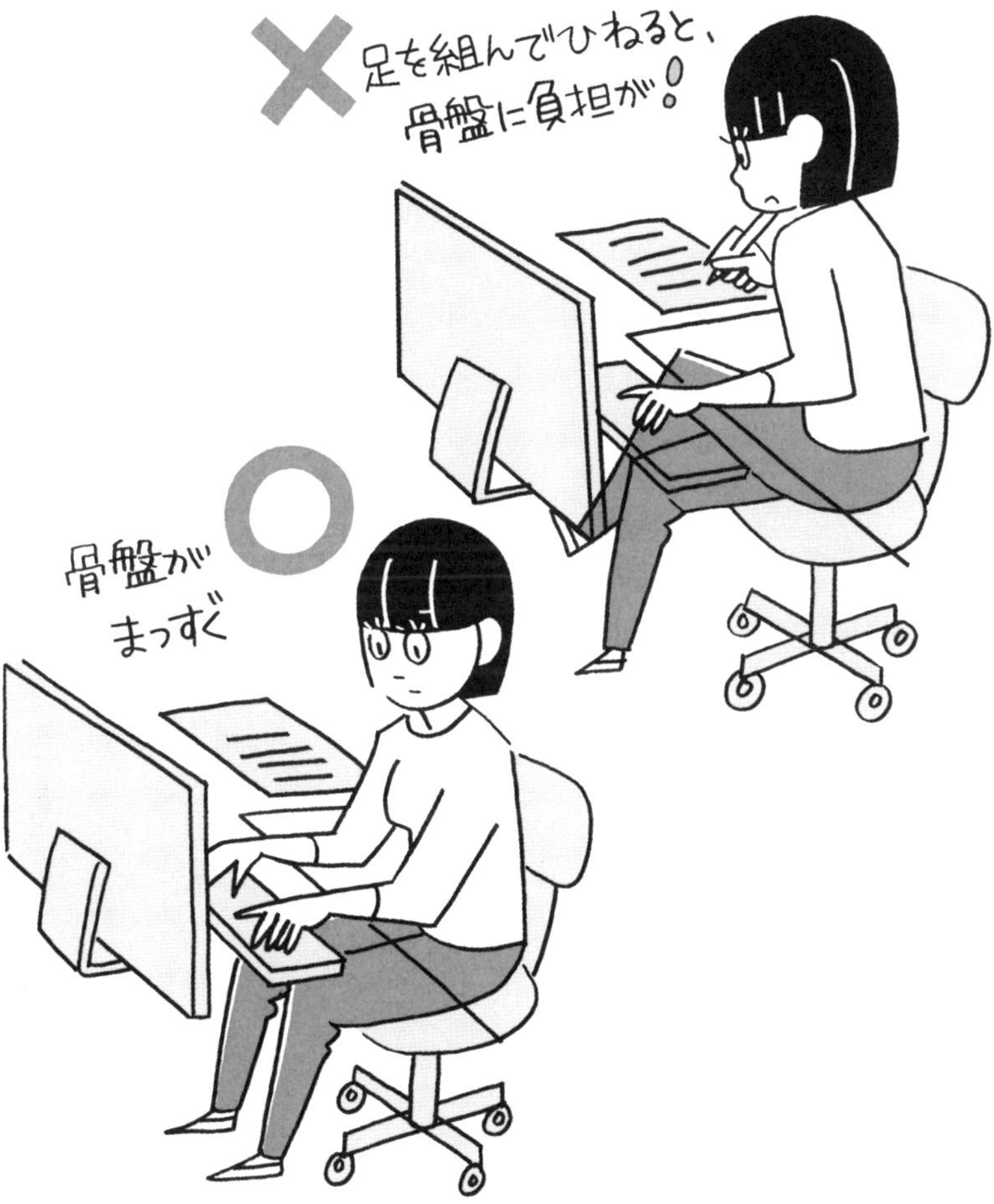


骨盤を意識して、体をひねらないようにする

スマホを片手で引きつけない

# 電車でスマホを見るだけで、「ここ」が疲れる

電車で立ちながらスマホを操作するとき、どんな姿勢になっているか思い出してください。

ほとんどの人は、つり革で体を支えながら、もう一方の手でスマホを持ち、さらにスマホを体に引きつけて、操作しているはずです。

なぜか。そのほうがラクだからです。

スマホではなく、ダンベルを持つことをイメージしてください。

腕をまっすぐ伸ばして持つより、腕を曲げて持つほうがはるかにラクでしょう。

人間の体は、何かを持つとき、それが体から離れれば離れるほど負担が大きくなるようにできています。スマホを体に引きつけてしまうのは、自然なことなのです。

ただ、このままの姿勢を維持すると、**スマホを持っている側の骨盤**が下がり、ずれやすくなります。さらに、スマホを長時間持ち続けると、**肩や腕の筋肉に大きな負担**がかかり、骨格のずれにつながります。

スマホを引きつけるのは、今すぐやめましょう。

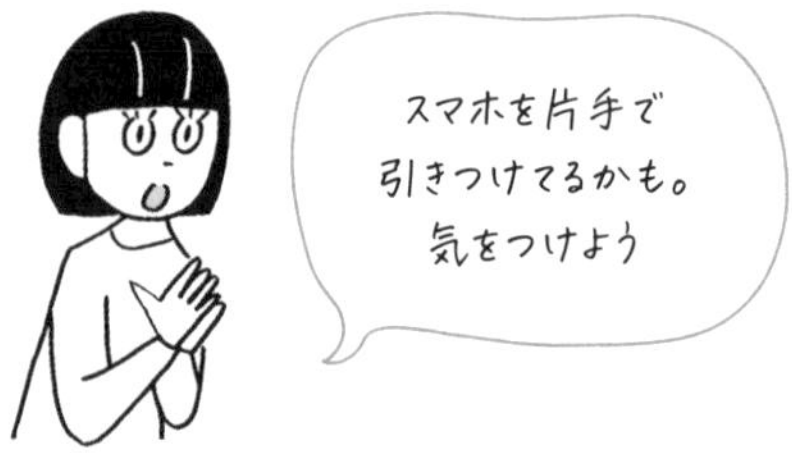
スマホを片手で
引きつけてるかも。
気をつけよう

## スマホ視聴で骨盤がゆがむメカニズム

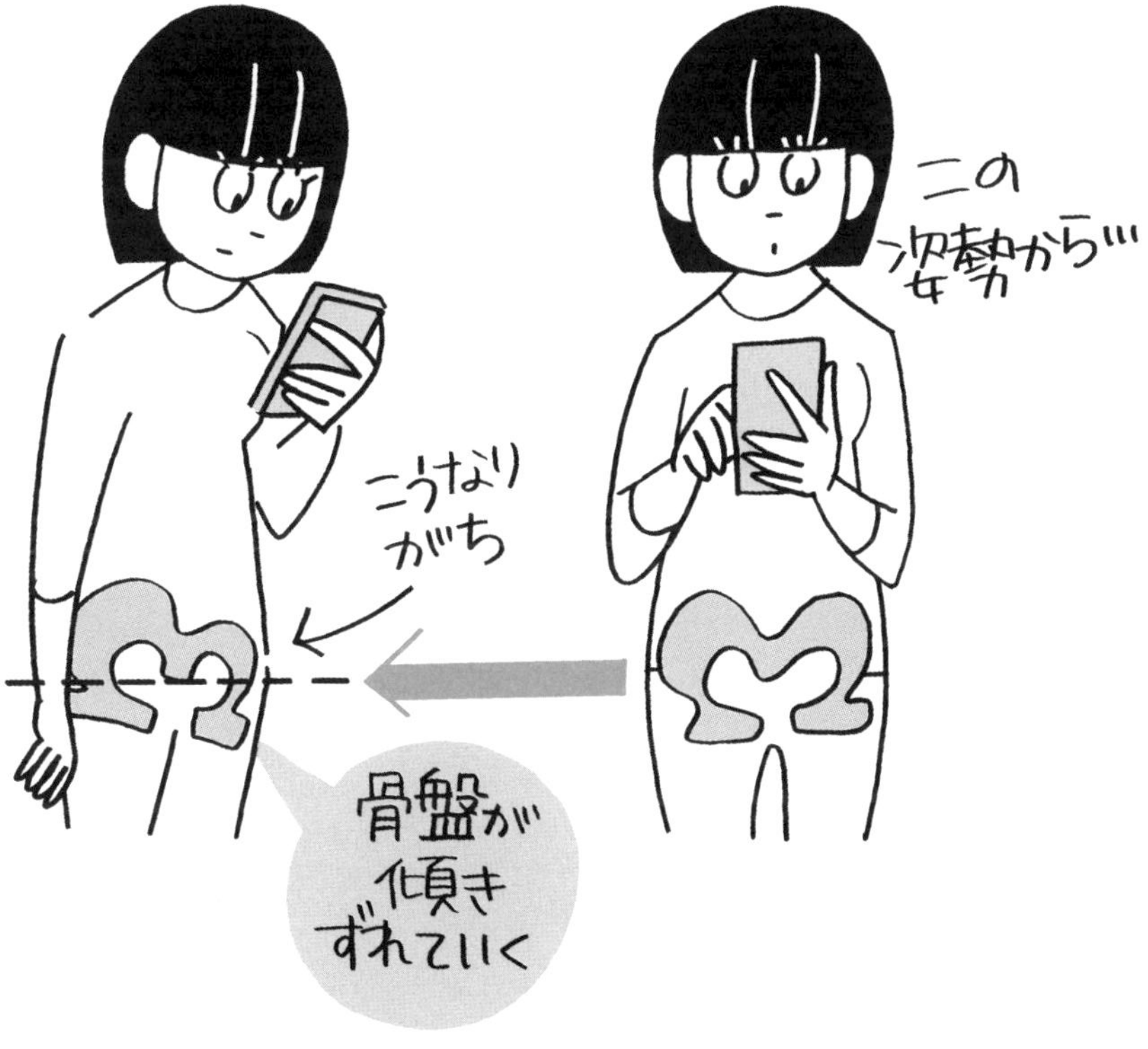


スマホを見るときは、体に引きつけないようにする

利き手の反対側の筋肉が疲れる

# ほぐすだけでなく、筋バランスにも気をつける

筋肉は、使わないと硬くなります。硬くなった筋肉は、こわばって縮み、つながっている周囲の筋肉を引っ張ります。すると骨格がずれ、猫背や巻き肩などの「不自然な姿勢」が生まれます。

あなたの利き手はどちらでしょうか。人間は利き手を多く使います。右利きなら、反対側の左手や左側の筋肉が硬くなりがちです。

左手を使わないと、左肩の筋肉が硬くなります。すると、右肩の筋肉を引っ張り込むようになり、右肩に張りが出てきます。

座り仕事の場合、**左右の差が出やすいのは肩まわりと股関節《こかんせつ》**。両方とも可動域が広い分、筋肉が硬くなったときの「差」が顕著で、痛みや張りが出やすいです。

ストレッチで筋肉をほぐし、柔軟性を高めるのは大切ですが、それだけではいけません。体の「前後」「左右」の筋バランスを整え、疲れの根本を解消していくのがストレッチの役割なのです。

座って仕事をする「だけ」で、いかに疲れてしまうかを紹介してきました。次のCHAPTERは、座り仕事の大敵、猫背を治すストレッチを紹介します。

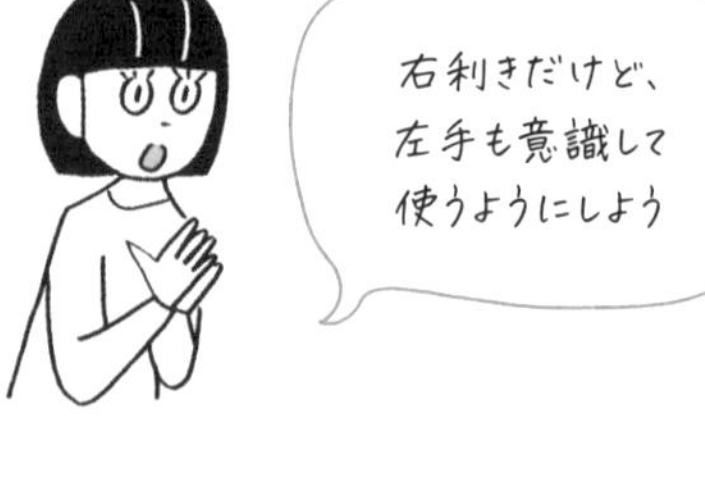
右利きだけど、
左手も意識して
使うようにしよう

## 疲れをとるために筋バランスを意識する

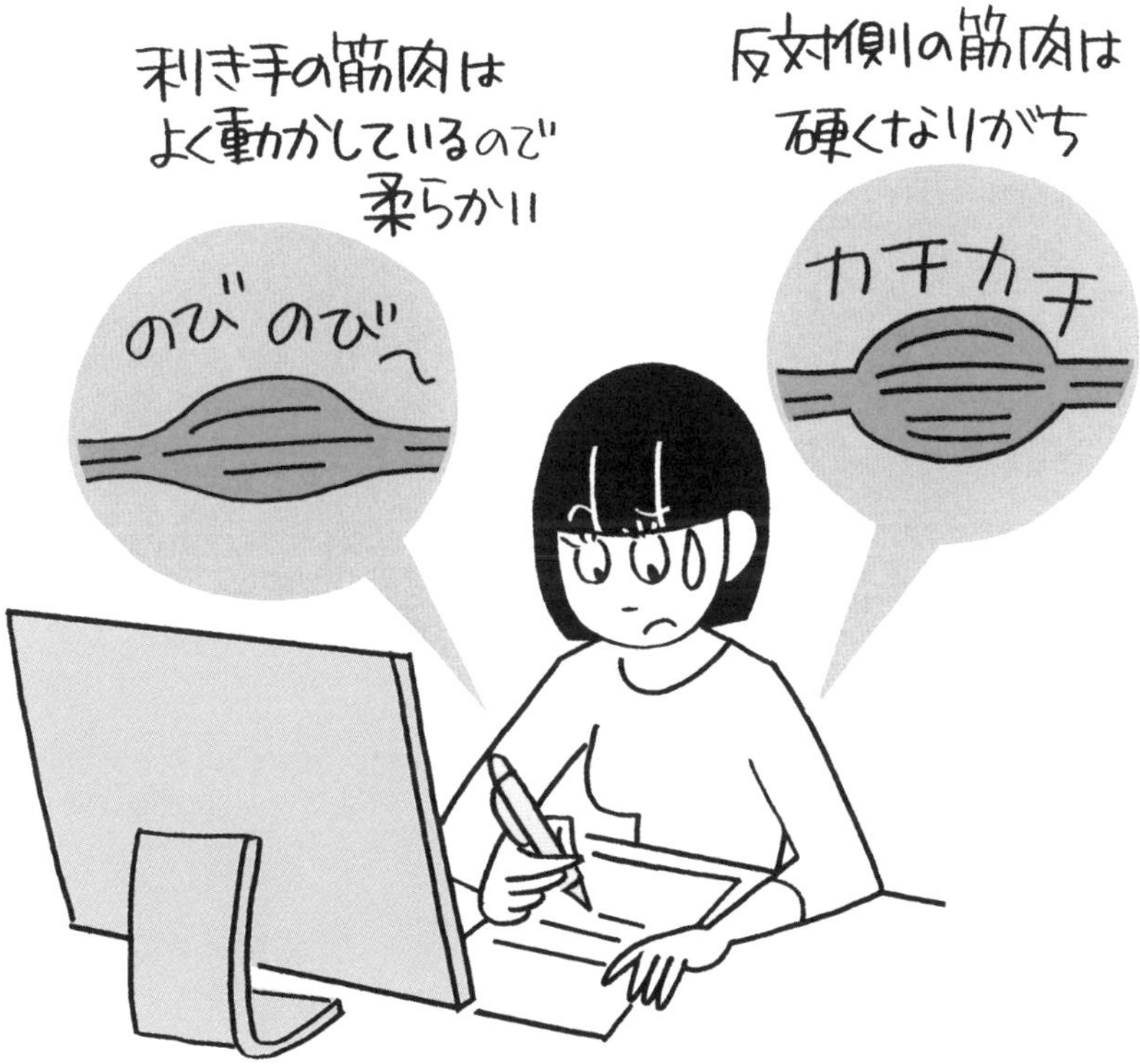
利き手の筋肉は
よく動かしているので
柔らかい!!
反対側の筋肉は
硬くなりがち
のびのび〜
カチカチ

利き手の反対側の筋肉は硬くなりがちなので、
しっかりほぐす

COLUMN

## 足を組んではいけない理由

椅子に座ったとき、つい足を組んでいませんか。

同じ姿勢でずっと座り続けるのも疲れますよね。足を組むのは、筋肉の疲れを和らげる行動として理に適《かな》っています。足を組むこと自体、筋肉にさほど負担はかけません。

でも足を組むと「骨盤」に悪影響があります。

例えば、右足を上にして組むと、骨盤の右側が45度ほど前に出てしまいます。

骨盤の右側が前に出るわけですから、体はその分、左を向いていなければなりません。でも実際は、普通に座っているときと同じように、体は正面を向いているはずです。

骨盤の片方が45度も前に出ているのに、体の向きは正面のまま。必然的に骨盤とそれにつながっている背骨がねじれます。

その姿勢をずっとキープすると、「骨盤と背骨が45度ねじれた状態」で固定されてしまうのです。

骨盤は、動きやすく歪みやすいもの。足を組むのは控えてください。

# 座り仕事の大敵
# 「猫背」を治す

CHAPTER 1

疲れの大もとは「もも裏」と「骨盤」にあり

# 「座っているだけ」で骨盤がずれる

人間は座っているだけで、ふくらはぎ（腓腹筋）、前もも（大腿四頭筋）、もも裏（ハムストリングス）、背中（脊柱起立筋）など、実に多くの筋肉を使っています。その中でも**硬くなりやすく、大きな問題を引き起こすのが、「ハムストリングス」**です。

あなたは椅子に座っているとき、左図のように膝を内側に曲げていないでしょうか。この動作はハムストリングスを傷《いた》めます。座り仕事をする際、ハムストリングスを意識してください。膝を内側に曲げていると、「張り」を感じるはずです。結果、硬くなりやすいハムストリングスがより硬くなってしまいます。

すると、骨盤まわりの筋肉が、こわばったハムストリングスに引っ張られます。これによって骨盤そのものも引っ張られ、次第に後ろへと倒れてしまうのです。これが「座っているだけで骨盤がずれる」メカニズムです。そもそも**座り仕事の姿勢は、長時間続けるには無理がある**のです。

座り仕事で不調を訴えるお客さまの大半はハムストリングスなどの下半身の筋肉が硬く、骨盤まわりに異常が見られます。

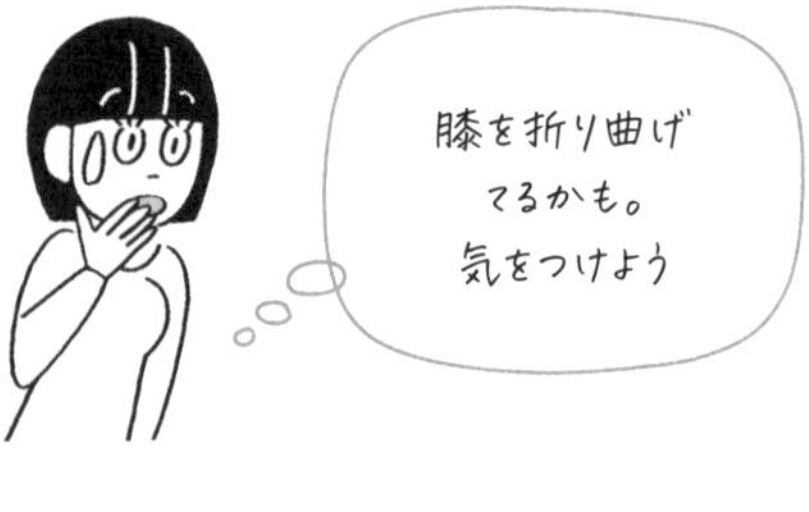

## 座っているだけで骨盤がずれるメカニズム

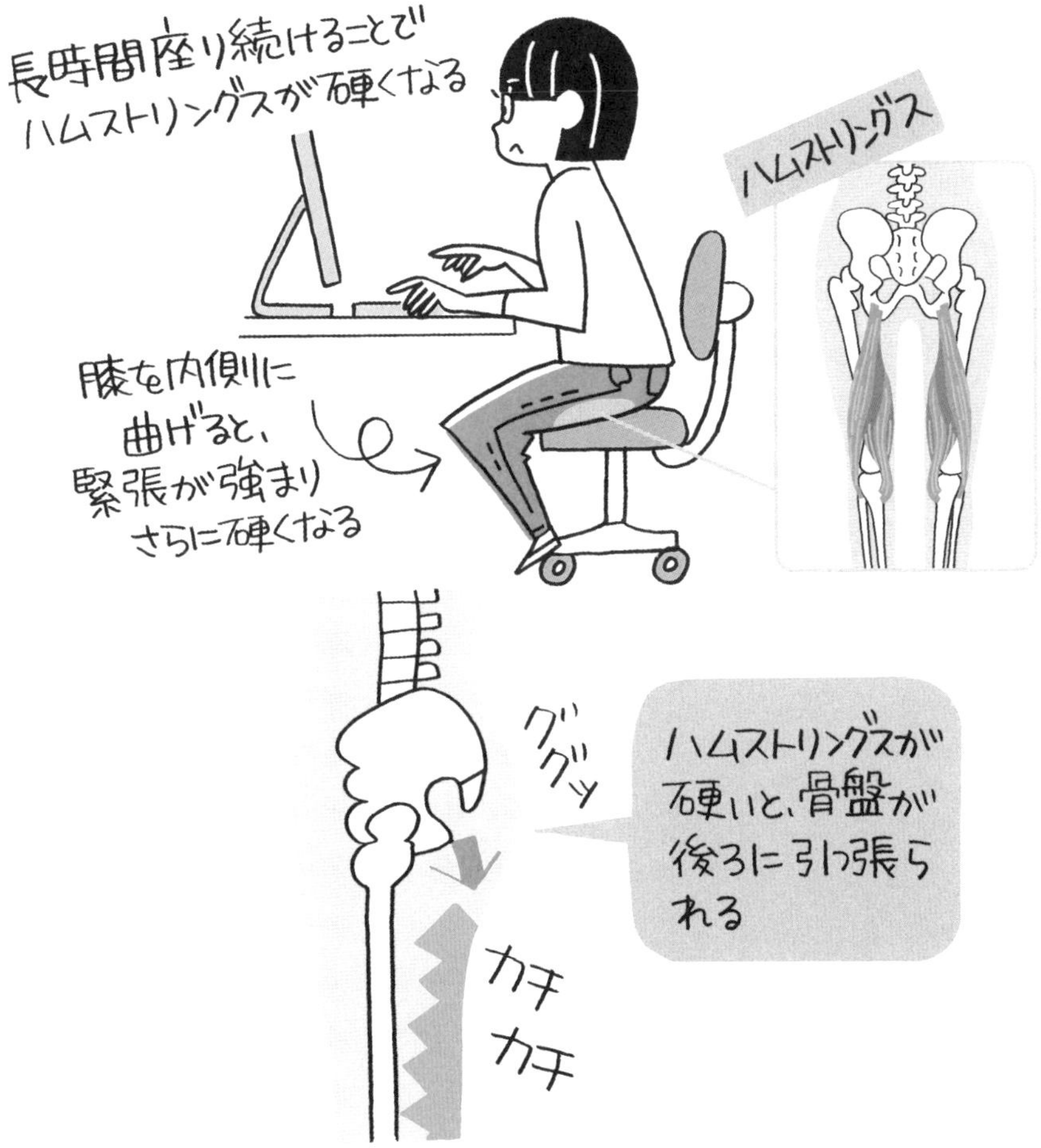
長時間座り続けることで
ハムストリングスが硬くなる
ハムストリングス
膝を内側に
曲げると、
緊張が強まり
さらに硬くなる
グッグッ
ハムストリングスが
硬いと、骨盤が
後ろに引っ張ら
れる
カチ
カチ

意識的に「膝を内側に折り曲げる」のを止める

なぜ、みんな猫背になるのか？

# 骨盤がずれると、「猫背」になる

「骨盤が後ろに傾くと、それで何が困るのか」と思う人もいるでしょう。

頭と腰の位置が変わらず、骨盤だけが後ろに傾くわけですから、**背骨はなんとかして「頭」と「後傾した骨盤」との整合性をとろうと、調整しようとします**。その結果、左図のように背骨は緩やかに丸まります。これが猫背の正体です。

猫背の弊害は単に「姿勢が悪く見える」だけではありません。

猫背とは、「背中が丸まった状態」。その状態がキープされるので、縮む側である「体前面」の**胸やお腹の筋肉に常に負担がかかります**。体は休憩する暇がありません。

人間の自律神経は「戦闘モード」に入る交感神経と、「休憩モード」に入る副交感神経の2つで成り立っています。猫背になると、筋肉が常に緊張状態にあるため、朝起きてから寝るまで「戦闘モード」が続いてしまいます。疲れがたまるのも当然です。

加えて猫背には「自然と巻き肩になり、肩コリがひどくなる」「上半身のバランスが悪いため、腰痛になる」などの弊害もあります。

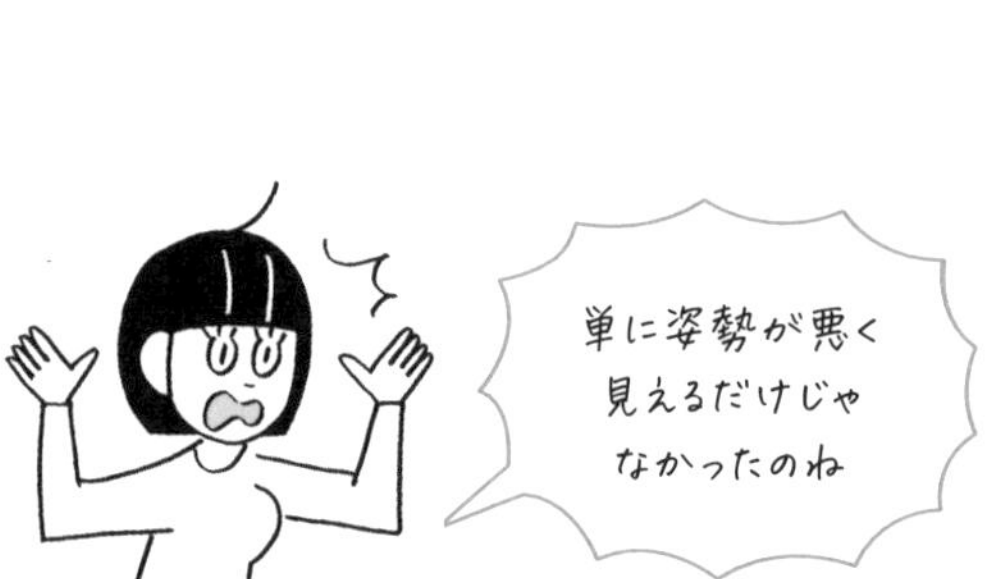
単に姿勢が悪く
見えるだけじゃ
なかったのね

## 猫背になるメカニズム

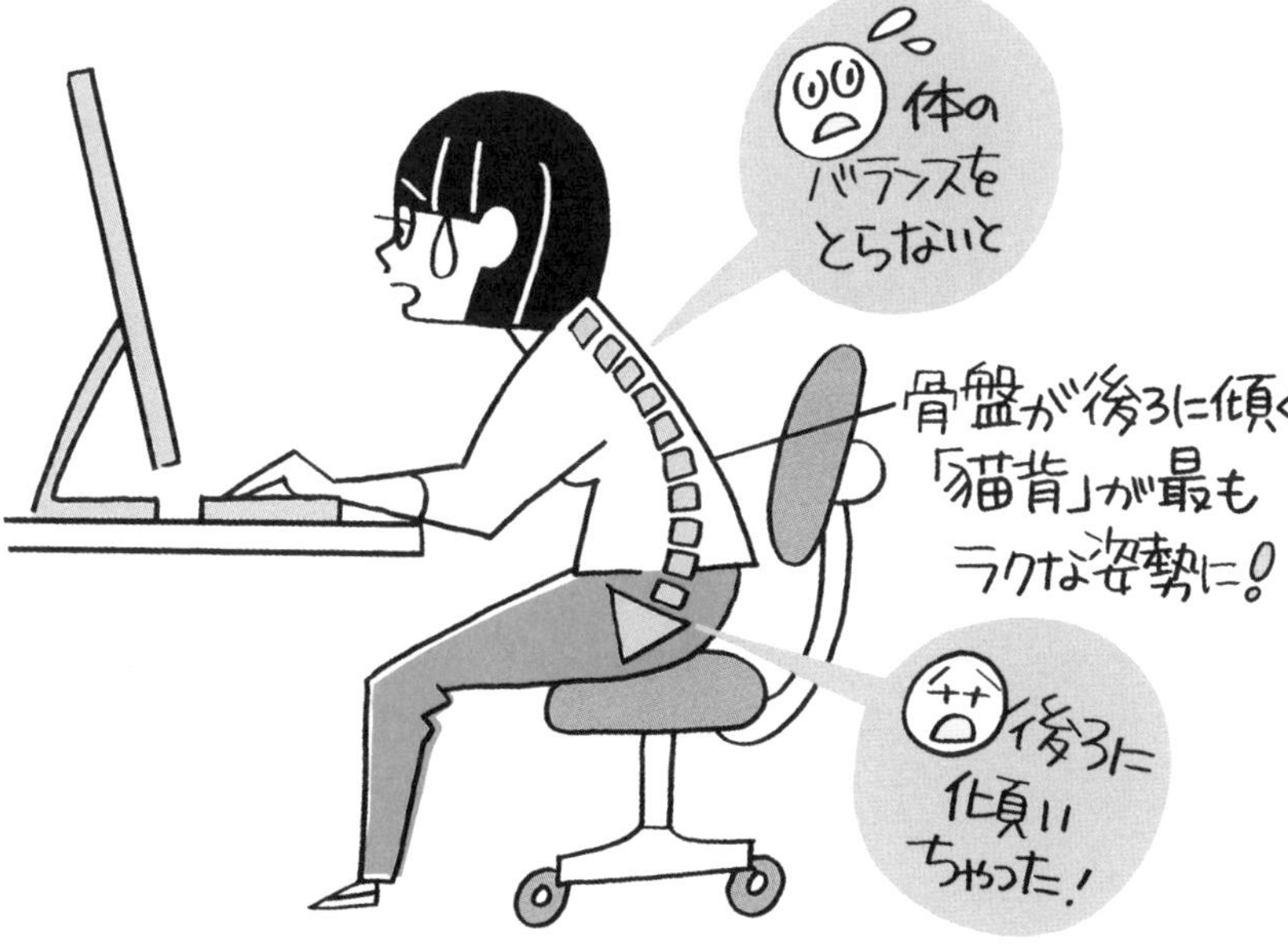
体のバランスをとらないと
骨盤が後ろに傾くと、「猫背」が最もラクな姿勢に！
後ろに傾いちゃった！

猫背は「姿勢が悪く見える」だけでなく、
肩コリ、腰痛の原因にも！

「猫背かも?」と思ったらすぐやること

# 3秒でわかる猫背チェック!

自分が猫背かどうかをチェックしてみましょう。

左図のように立ち上がって、**ゆっくり前屈**してみてください。中指が床につくでしょうか。

中指がまったくつかない人は、猫背の可能性が高いです。

前屈で指がつかないのは「上半身が硬いから」と思われがちですが、本当の原因は「ハムストリングス」と「骨盤」にあります。

ハムストリングスが硬いから骨盤が後傾する。後傾した分だけお尻が突き出てしまう。だから前屈時、床が「遠く」なる。これが「前屈で指がつかない」メカニズムです。

**中指が少しでも床につけば合格**です。スポーツ選手の中には、手のひらまでペタッとつく人もいますが、日常生活でそこまでの柔軟性はいらないでしょう。中指の先端がつけば十分です。

いよいよこれから、猫背を治すストレッチを紹介します。

「首が重い」「肩がこっている」という人で、前屈で中指がつかない人は、まずここから始めてください。

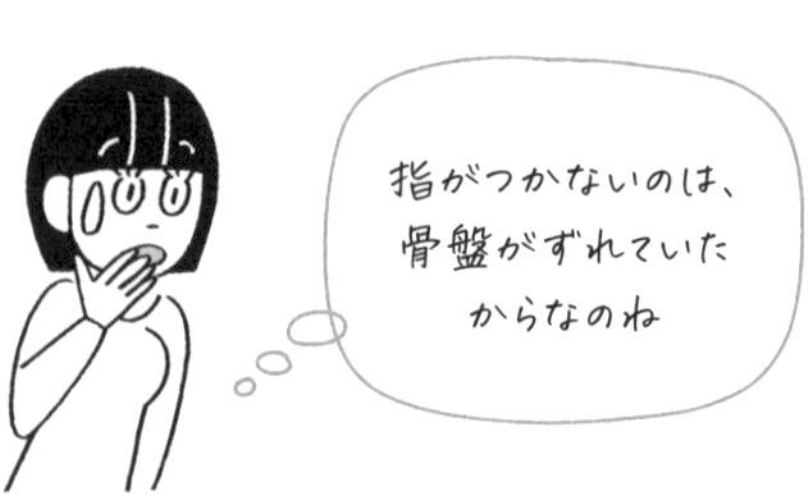
指がつかないのは、
骨盤がずれていた
からなのね

## 前屈して、中指がつきますか？

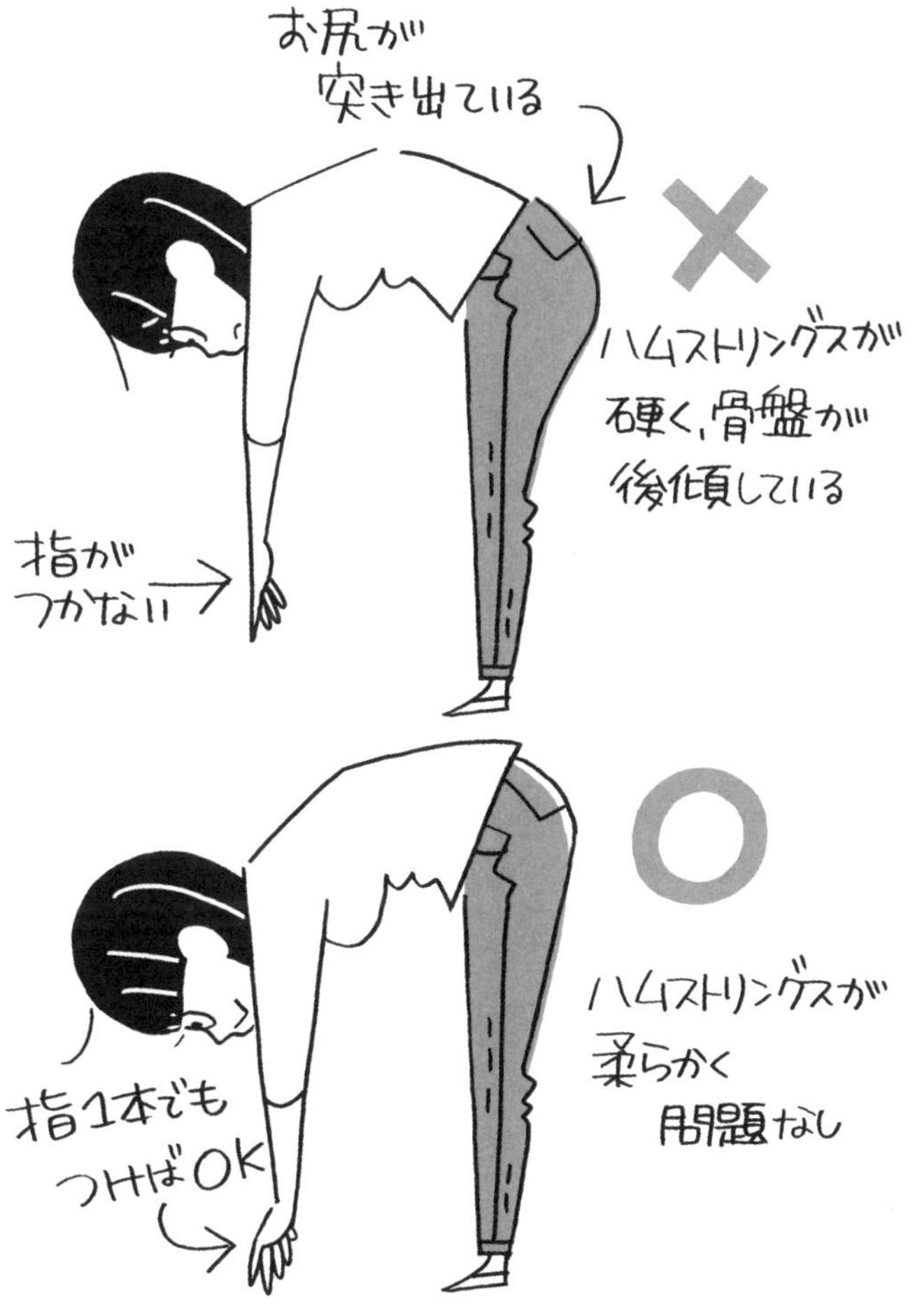


**指がつかない人は今すぐストレッチ！**

座り仕事をしている人は必ずやってください

# 猫背改善① もも裏を伸ばしてほぐす

座り仕事の「疲れ」の根源、ハムストリングスをしっかり伸ばして、ほぐしましょう。**猫背の自覚症状がなくても、まずこのストレッチから**始めてください。左図を見てください。椅子に片足をかけるストレッチのほうが、ハムストリングスがよく伸びます。骨盤の後傾が治れば、腰にかかる負担も減るので、**腰痛改善・予防にも効果抜群**です。

ハムストリングスは大腿《だいたい》二頭筋《にとうきん》・半腱様筋《はんけんようきん》・半膜様筋《はんまくようきん》という筋肉の総称です。ハムストリングスは肉離れを起こしやすく、スポーツ選手のケガも多いです。

実は、スポーツのような激しい運動でなくても、肉離れは起きてしまうのです。ハムストリングスが極度に硬くなった高齢者の方の場合、階段を上っただけで、肉離れが起きることも。大ケガの予防のためにも、ハムストリングスを伸ばしましょう。

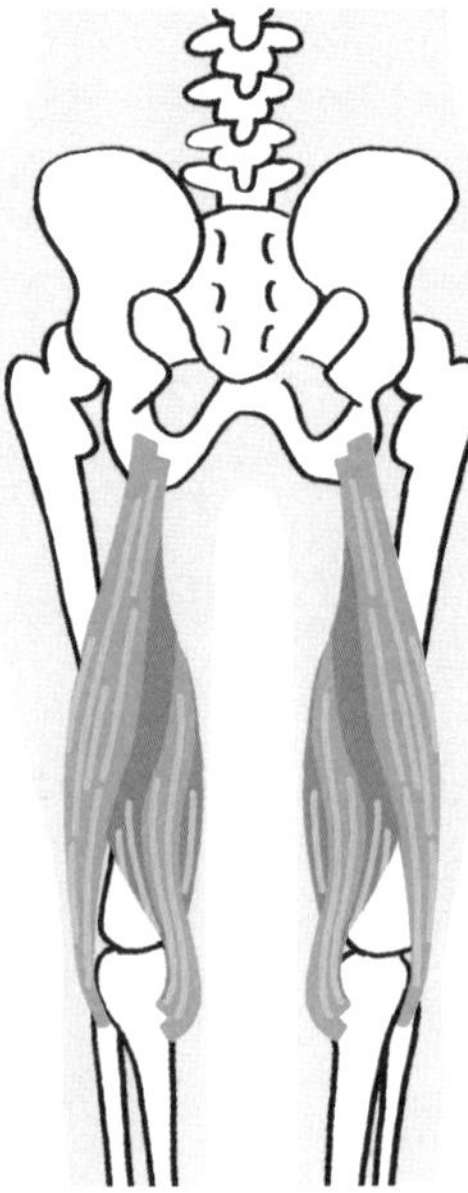

## ハムストリングス

すべてはこの筋肉を伸ばしてから

MUSCLE POINT!

膝を曲げる動きや足を後方に振る動きを担う筋肉。座り仕事で使うことはないので、硬くなりやすい

# 毎日続けると本当に効きます

ほぐしポイント

**反動をつけない**

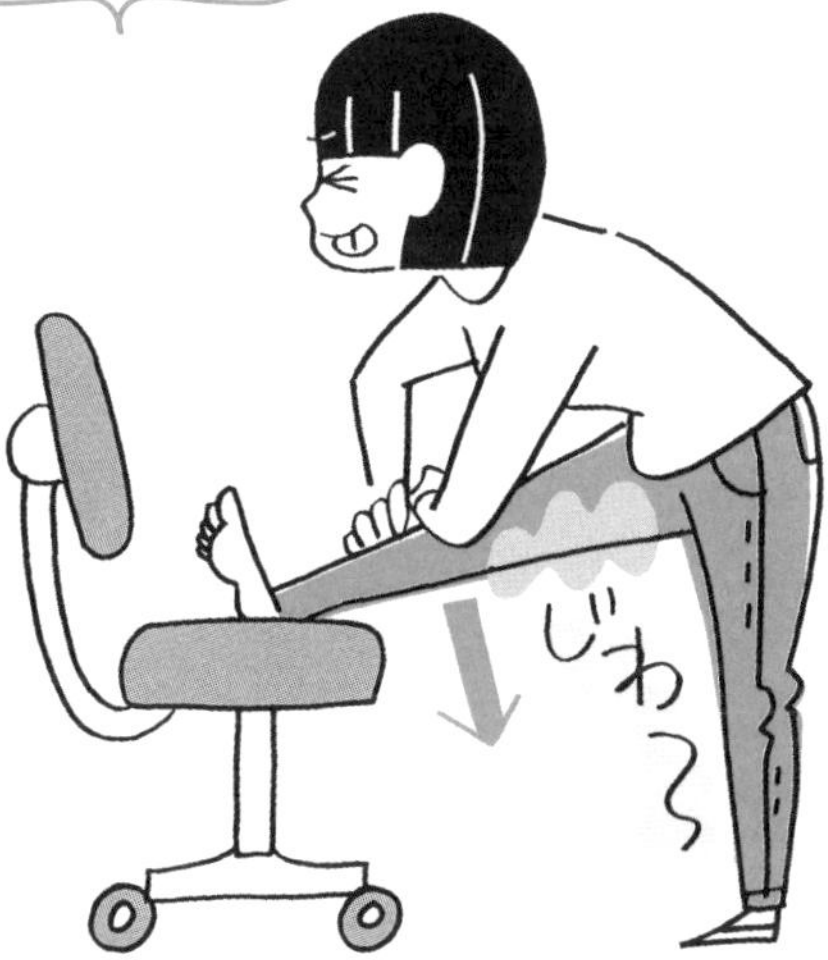


STEP 1

椅子の上にかかとを置き、
足のつけ根までを一直線に伸ばす

STEP 2

両手で膝を押さえながら、ちょっとずつ体を前に倒していく。顔は前を見たまま、胸を膝に近づけるイメージ。

大切なのは、体を前に倒すときに「反動をつけない」こと。骨盤が倒れてしまい、ハムストリングスが伸びない

STEP 1

足を開き、片方の足を折り曲げる

STEP 2

伸ばしている足に沿って、
体を前に倒していく

**ゆっくり体を前に倒していく**

ほぐしポイント

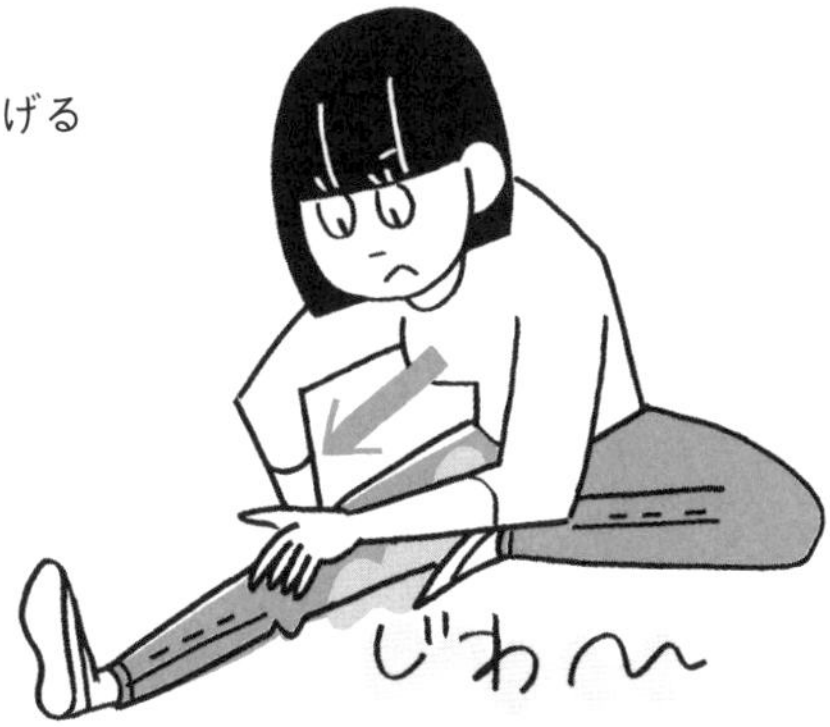

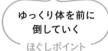

猫背だけでなく、首疲れにも効く

# 猫背改善②お腹を伸ばしてほぐす

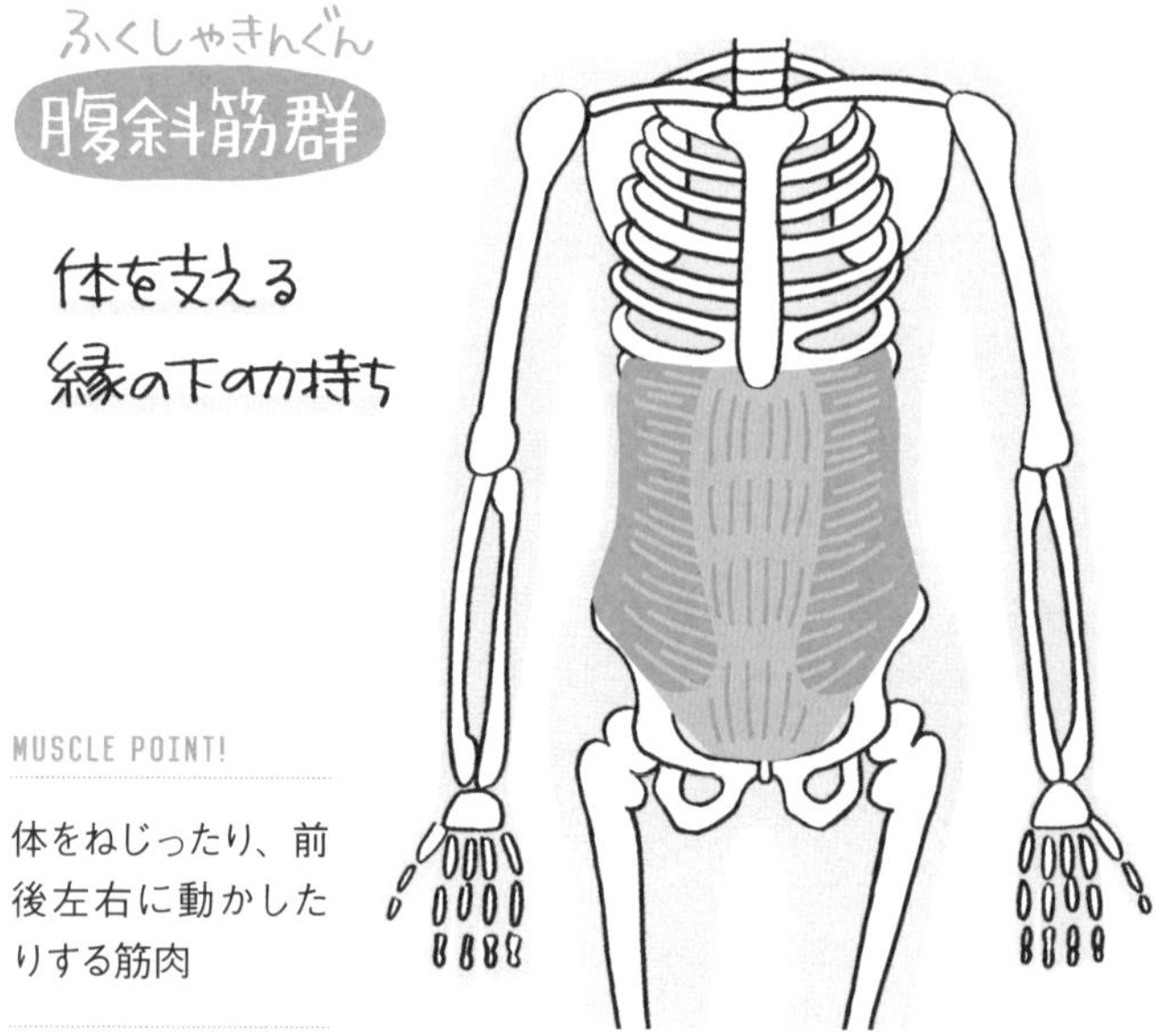


MUSCLE POINT!

体をねじったり、前後左右に動かしたりする筋肉

次はお腹の腹斜筋群《ふくしゃきんぐん》をほぐしましょう。「猫背なのに、なぜお腹？」と思った人もいるでしょう。

猫背は「背中が丸まっている状態」。ということは、体の前面の**お腹は「くの字」を描いています。**お腹の筋肉が常に緊張しているので、硬くなり、猫背をさらに悪化させてしまうのです。

ストレッチで伸ばしたいのは、腹筋よりも表層にある「外腹斜筋《がいふくしゃきん》」とその内側にある「内腹斜筋《ないふくしゃきん》」。この2つをまとめて腹斜筋群といいます。

腹斜筋群が硬いと、猫背になるだけでなく、**首やあごの筋肉もお腹に引っ張られてしまいます。**首が前に出るようになり、「首が重い、ダルい」といった負担を感じるようになるのです。

腹斜筋群をほぐせば、**猫背に加えて、首の重ダルさも解消**されます。

# お腹をグーッと伸ばす

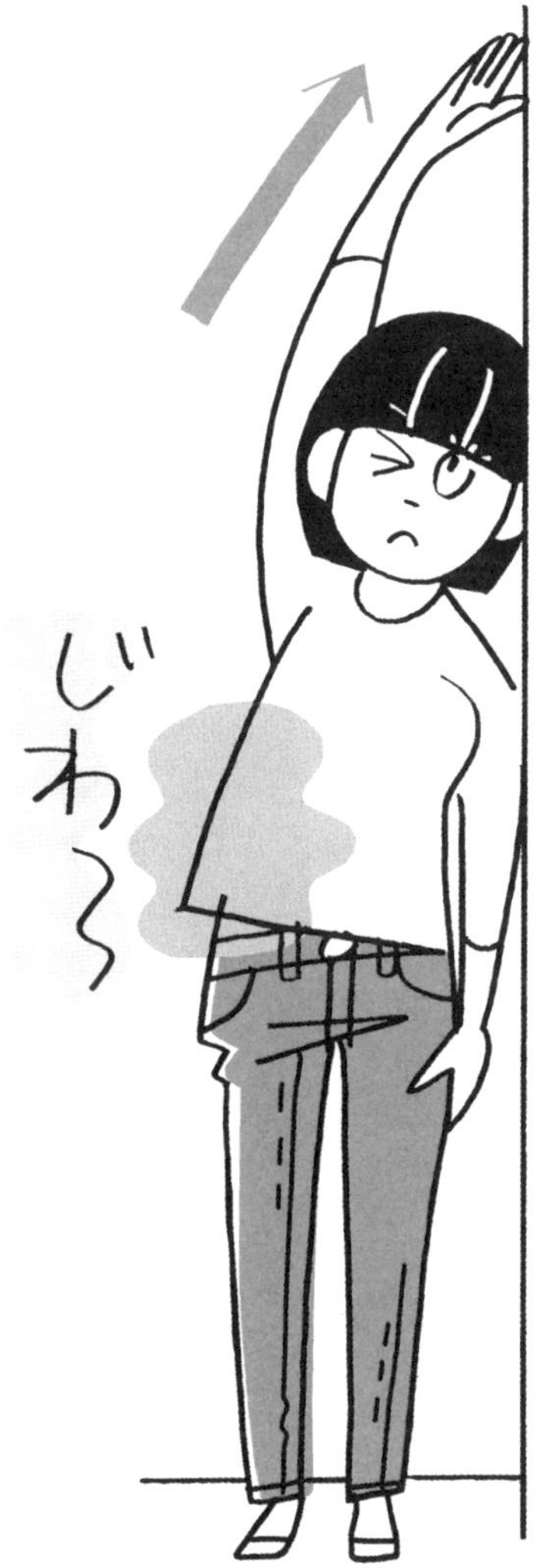


ほぐしポイント
**わき腹から伸ばしていく**

STEP 1

壁に対してまっすぐに立ち、
外側の手を上に伸ばして、
手のひらを壁にピッタリつける

STEP 2

手を壁に沿わせながら、
天井に向かってゆっくりと伸ばしていく。
中指を突き上げていくイメージ。
お腹が張っている感覚があればOK

意識しにくいが、とても大切な筋肉

# 猫背改善③ 腰を伸ばしてほぐす

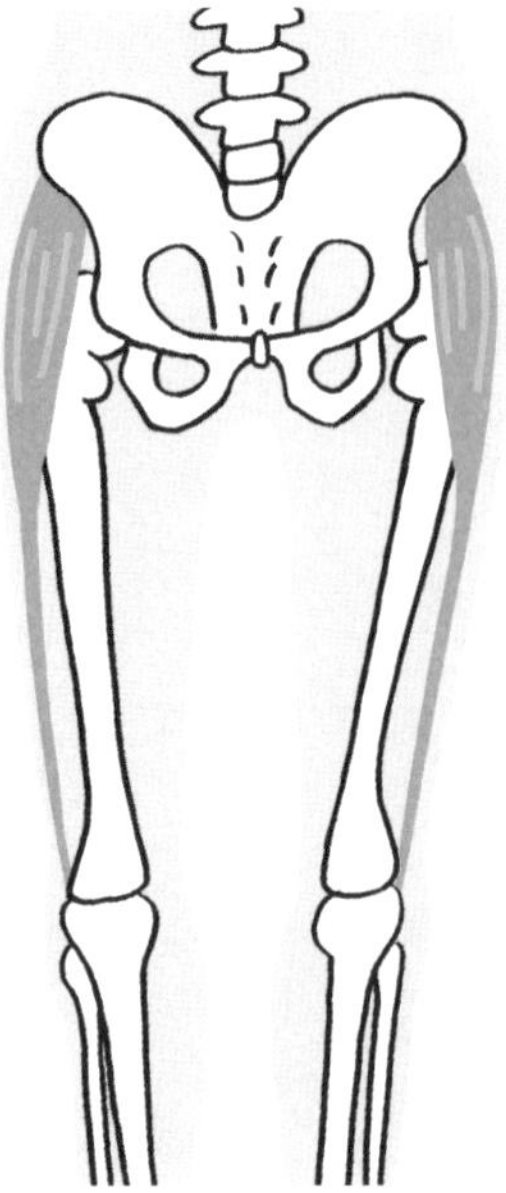

だいたいきんまくちょうきん

大腿筋膜張筋

もも裏と膝の動きをサポート

MUSCLE POINT!

骨盤・股関節・膝関節に作用し、歩行をサポートする筋肉

大腿筋膜張筋《だいたいきんまくちょうきん》は、足のつけ根から膝までを結ぶ長い筋肉。**股関節と膝関節の両方に作用**し、足を開いたり、前に出したり、膝を動かしたりするのを助けます。とても大切な筋肉ですが、ふだん意識することはなく、硬くなりやすい。

大腿筋膜張筋が硬くなると、ハムストリングスの動きに悪影響を及ぼします。それが骨盤の後傾を悪化させ、猫背を引き起こすのです。

また、大腿筋膜張筋は膝にもつながっているので、硬くなると膝の動きが悪くなり、痛みが出てきます。するとさらに膝の可動域が狭まり、大腿筋膜張筋がもっと硬くなるという悪循環に入ってしまいます。

歩くときに欠かせない筋肉なのに、誰にも意識されない大腿筋膜張筋。**ケアしてあげると猫背が解消し、足まわりの動きもグッとラク**になりますよ。

## 慣れないうちは、ゆっくり慎重に！
## がんばりすぎない

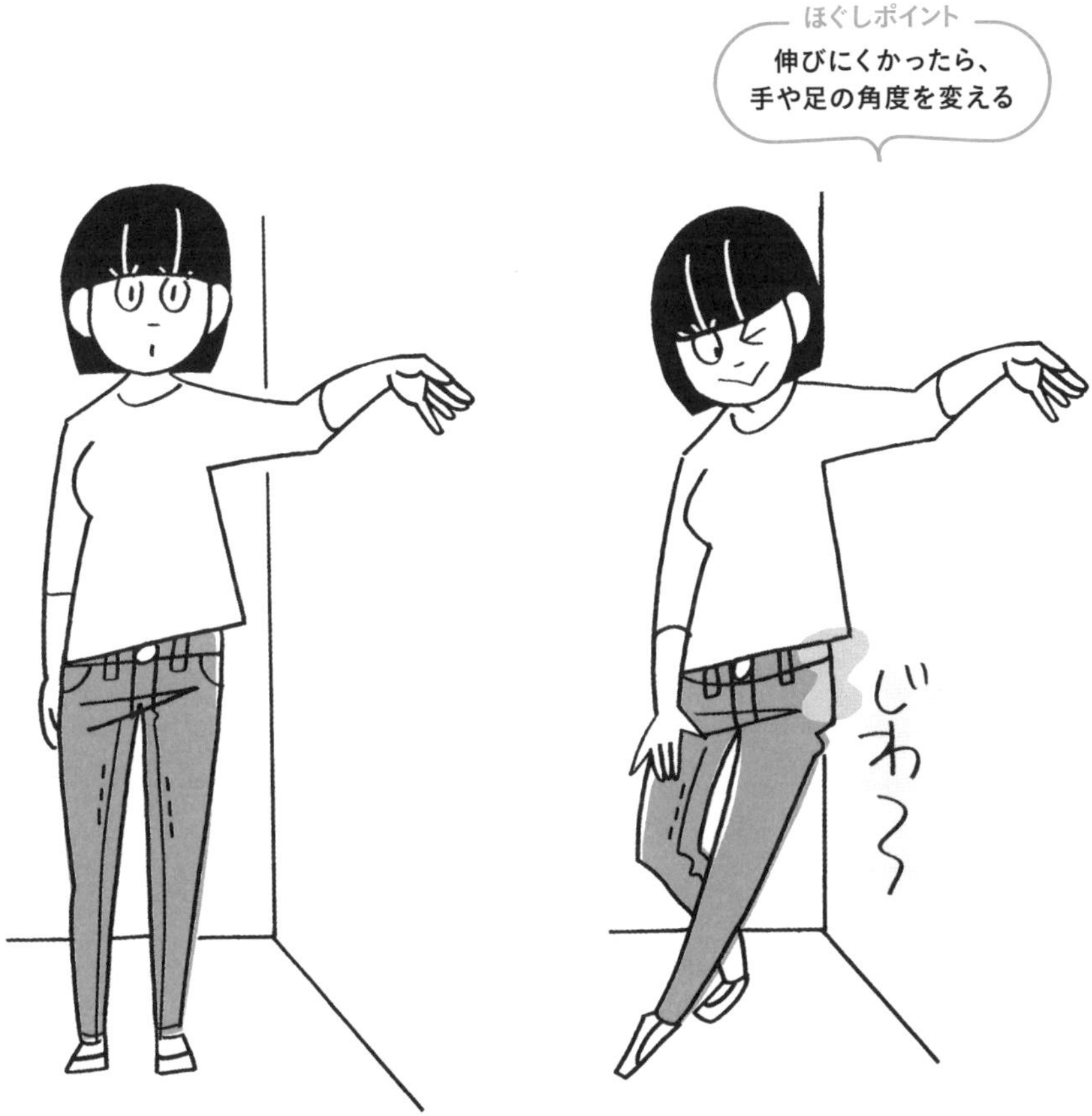
ほぐしポイント
伸びにくかったら、
手や足の角度を変える
じわ〜

**STEP 1**

壁の横に立ち、
手とヒジを壁に
軽く添える

**STEP 2**

壁側の足を斜め前に出し、
反対側の足を後ろに引き、
足を交差させる

**STEP 3**

壁側の足の甲の外側を床
につけ、壁に向かって腰
をゆっくり突き出す

猫背だったときの心がまえ

# 仕事中は「猫背」でもOK! 無理をしない

「猫背はよくない」。誰でもわかっています。

だから多くの人は、「立ったときくらいは姿勢を正そう」と、背中を無理に伸ばしたり、反らしたりします。

しかし実は、これが逆効果なのです。

猫背は「骨盤が後傾するために背骨がゆがんでいる」状態。椅子から立ち上がったところで、骨盤は後傾し、背骨はゆがんだままです。

そのままの状態で無理に背中を伸ばしたり反ったりすると、**猫背でいるとき以上に余計な負担がかかります。**背骨はより不自然な方向にゆがみ、頸椎《けいつい》（背骨の上部）と胸椎《きょうつい》（背骨の中部）に負担がかかり、首が不自然に前に出たりします。**「もっと姿勢が悪く、疲れやすい体」**を自らつくってしまうことになるのです。

無理に姿勢を正す必要はありません。猫背がラクなら、その姿勢で仕事をしてもかまいません。ただし条件がひとつ。48～53ページのストレッチを実践してください。自分にとってラクな姿勢で働きながら、骨格から根本的に改善し、「疲れにくい体」をつくりましょう。

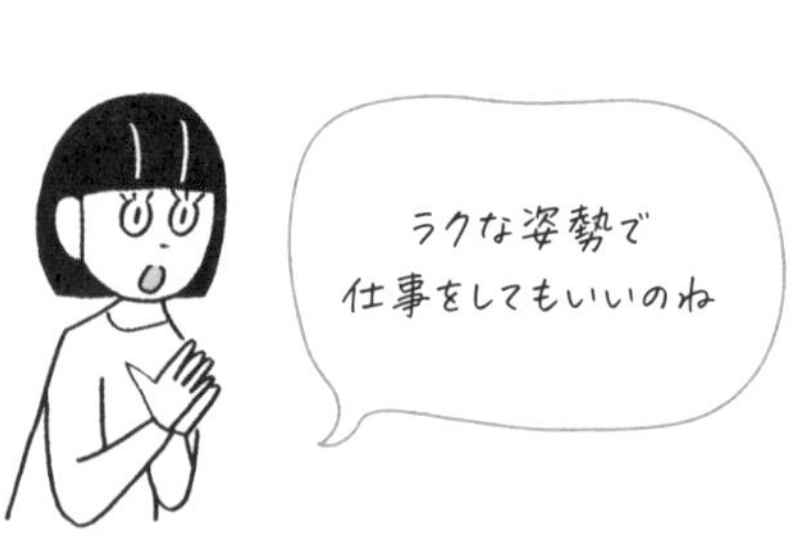

## 無理に姿勢を正すと、体に負担がかかる

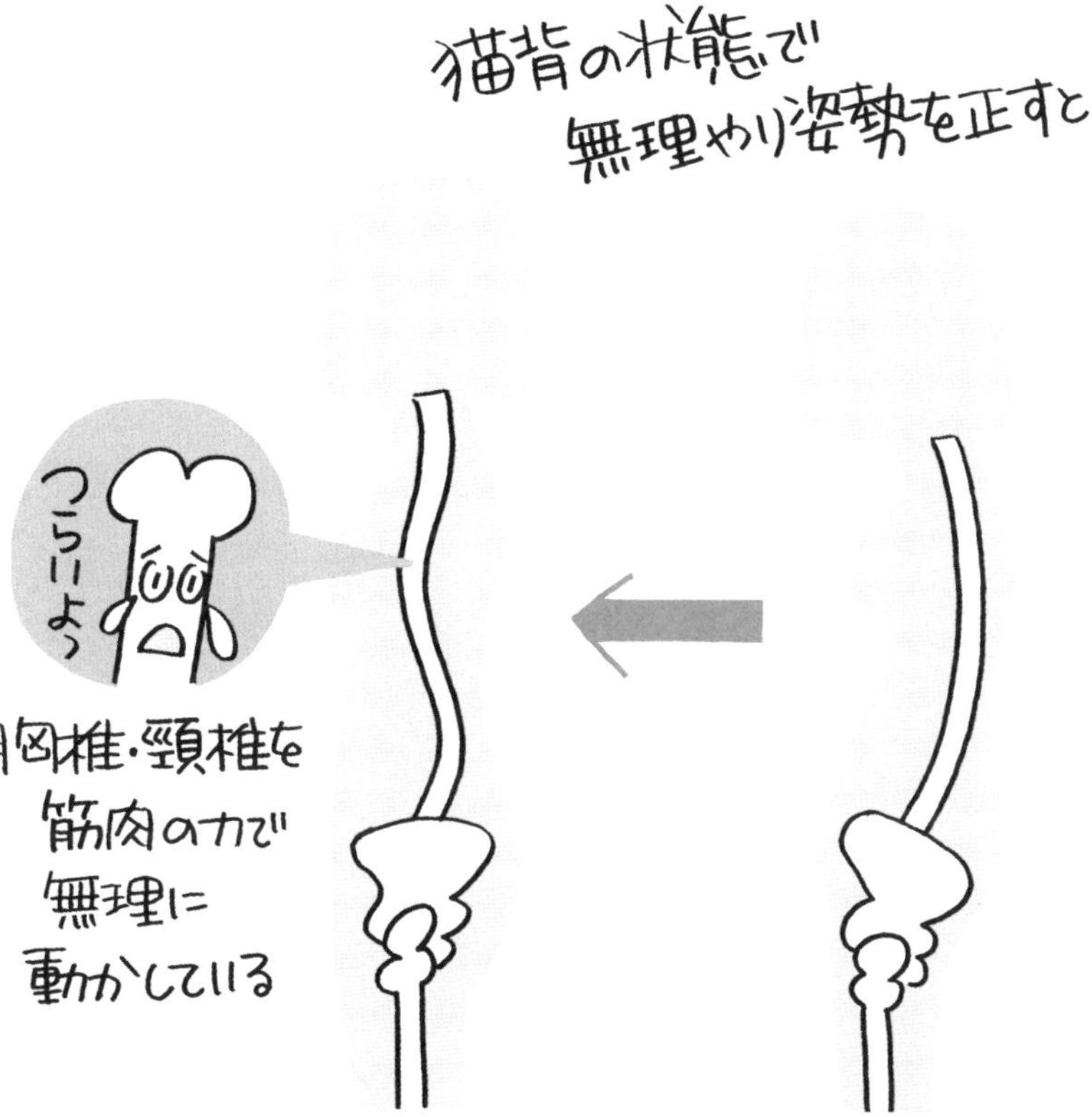


**仕事をしているときは、猫背でOK。
その代わり、ストレッチでしっかりほぐす**

COLUMN

## 理想の姿勢は、耳・肩・腰・膝・くるぶしが一直線

「座っているだけでも体に負担がかかる」と話をすると、「体に負担がかからない『理想の座り方』って何ですか？」とよく聞かれます。

体の側面から見て「耳」「肩」「腰」が縦一直線になる姿勢が「理想の座り方」です。

立ち姿は、横から見て「耳」「肩」「腰」「膝」「くるぶし」が縦一直線になるのが理想です。

ただ私は、この「理想の座り方・立ち方」を推奨していません。

理由は単純です。「理想の座り方・立ち方」を維持したまま仕事をするのは不可能だからです。

「理想の座り方」を実践しようとしても、机の上の書類を読むにはどうしても前かがみになりますし、コピーをとるときは前かがみになります。

ならば、仕事中は「理想的ではないけれど、自分にとって集中できる座り方・立ち方」で、家に帰ってストレッチで体をほぐしたほうがいいのです。

理想の座り方・立ち方にとらわれず、仕事が終わってからストレッチする習慣をつけましょう。

# 首・肩・背中のしつこい疲れをとる

CHAPTER 2

# 首・肩・背中がいきなり軽くなる

## 「なんか疲れたな」と思ったら、このストレッチ

僧帽筋《そうぼうきん》

「疲れ」を感じたら
ここをほぐす

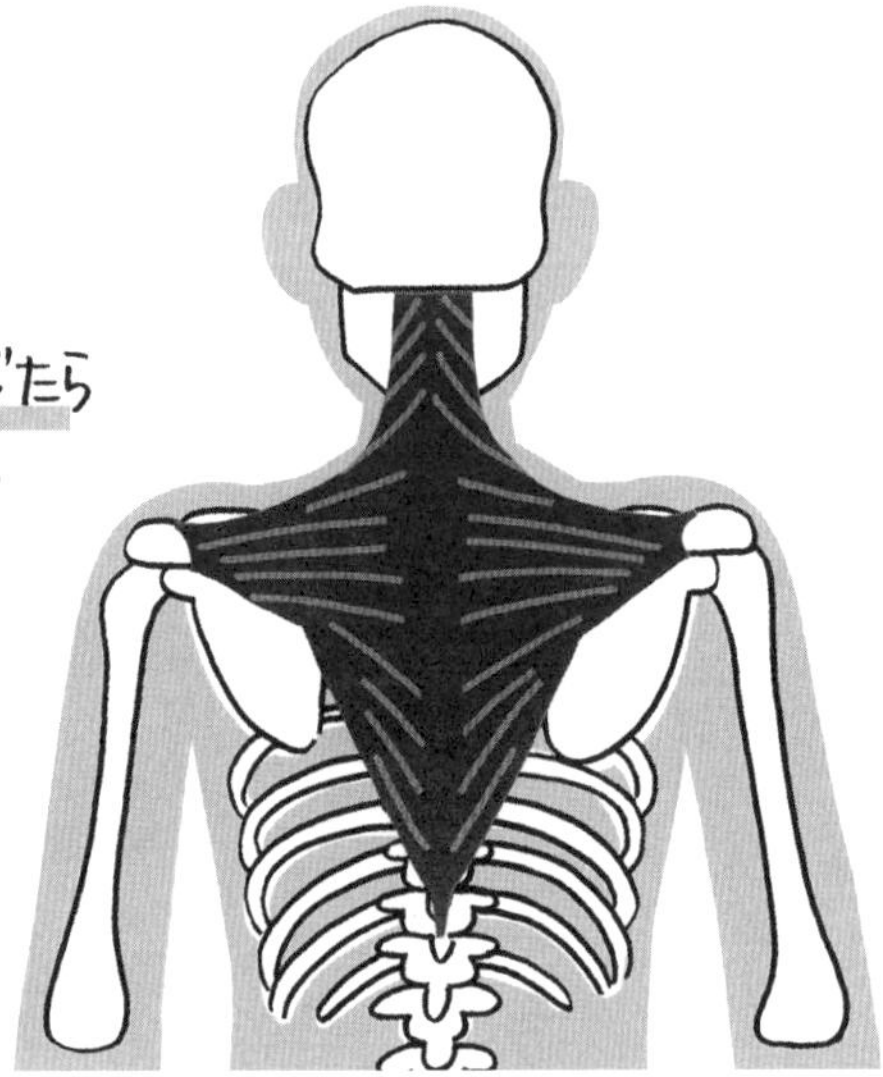

MUSCLE POINT!

腕を持ち上げる、腕を引っ張る動作をサポートする筋肉

「肩がこっているんですよ」と私に症状を訴えてくる方はみな、自分で肩をもむ動作をします。まさにその位置にあるのが僧帽筋《そうぼうきん》。**首から肩、そして背中へと大きくつながっている筋肉**です。

僧帽筋の主な役割は、「腕を支える」こと。

何かを引っ張ったり、持ち上げたりするときに活躍します。しかし座り仕事をしながら何かを引っ張ったり、持ち上げたりする機会はなかなか少ないもの。そのため活躍のチャンスに恵まれないまま、知らず知らずのうちに硬くなってしまうのです。首・肩・背中が「何となく疲れている」方は、まず僧帽筋をほぐしていきましょう。

肩コリだけでなく、**「首の重ダルさ」や「背中の張り」にも効きます**。ストレッチ自体はいたって簡単ですから、今すぐ実践してください。

# 硬くなっているので、ゆっくりじっくり伸ばす

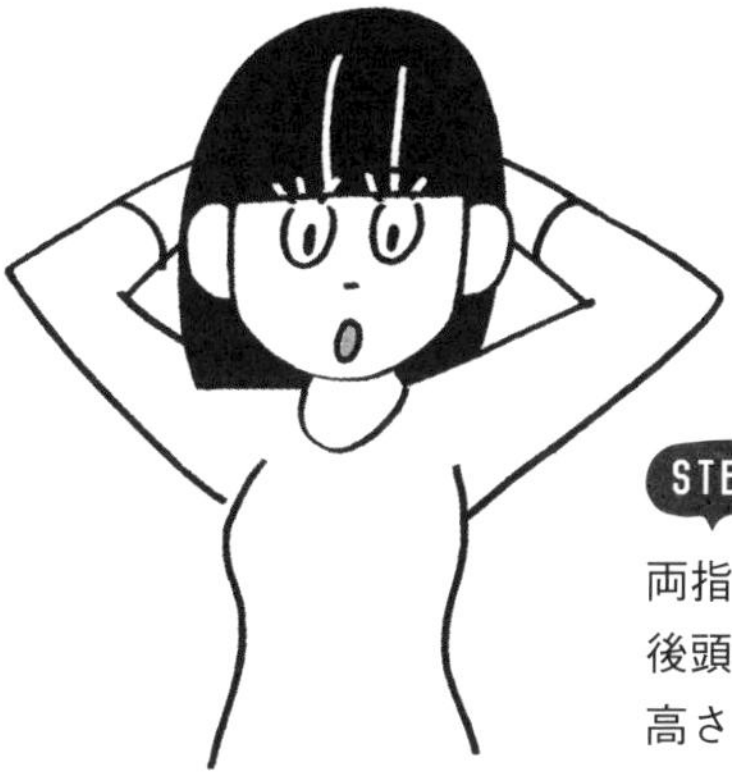

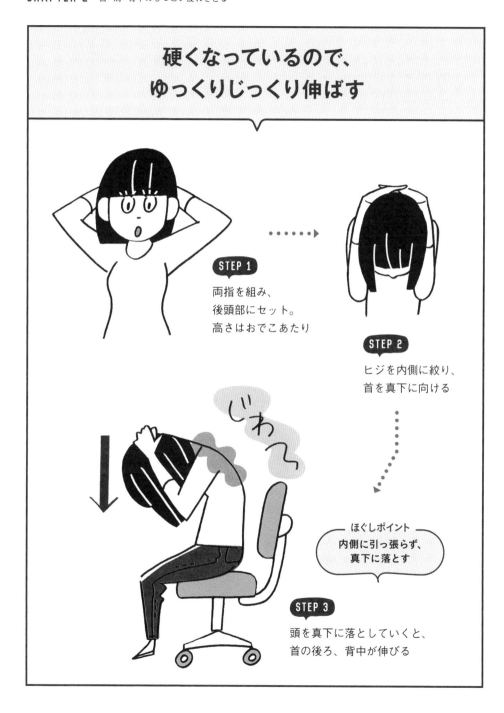

**STEP 1**

両指を組み、
後頭部にセット。
高さはおでこあたり

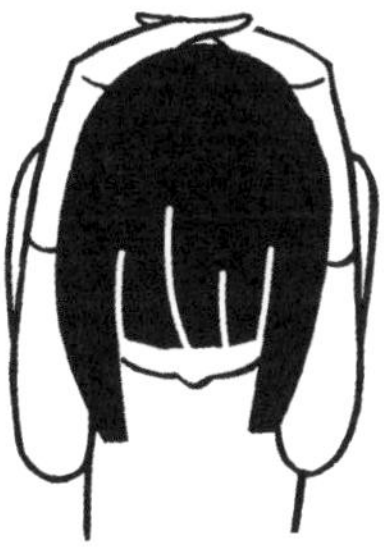

**STEP 2**

ヒジを内側に絞り、
首を真下に向ける

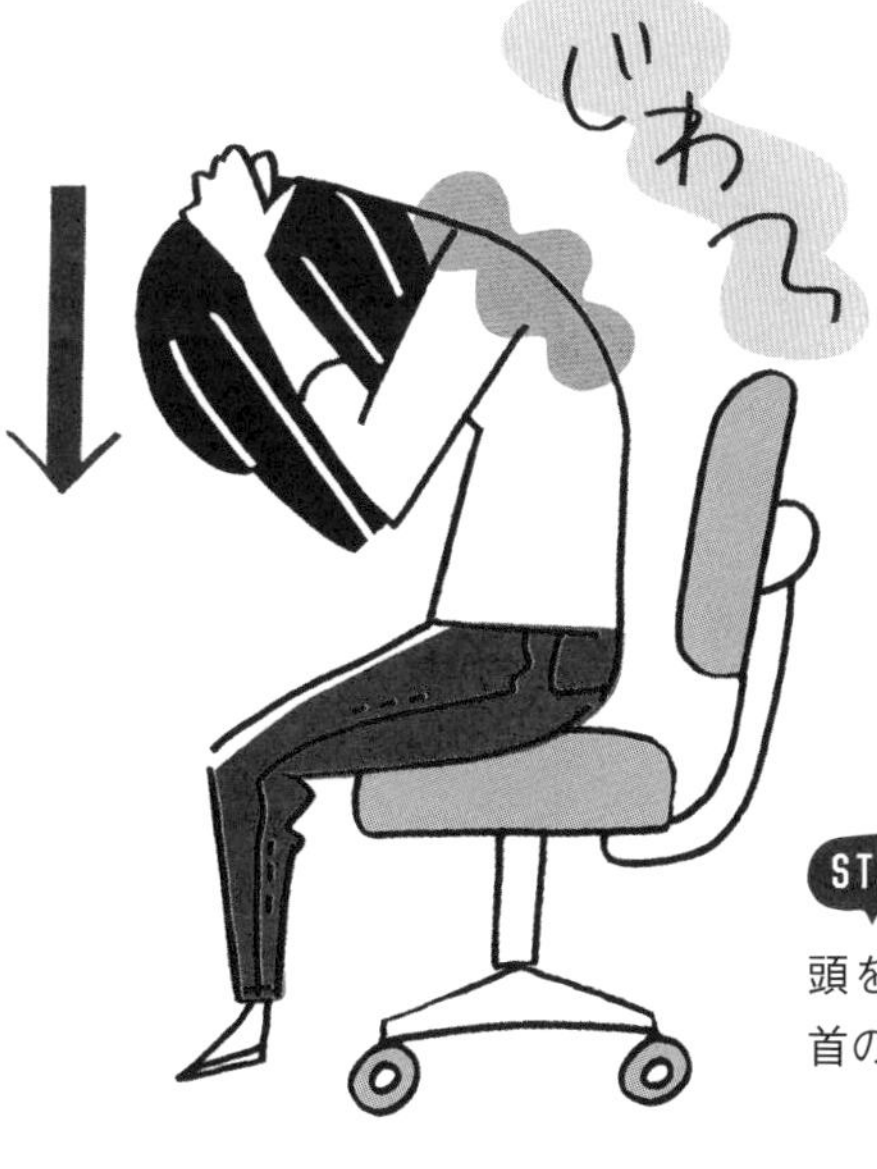


**ほぐしポイント**

**内側に引っ張らず、真下に落とす**

**STEP 3**

頭を真下に落としていくと、
首の後ろ、背中が伸びる

# 「首が疲れている」と思ったら、このストレッチ
# 首スジの張りをすぐにとる

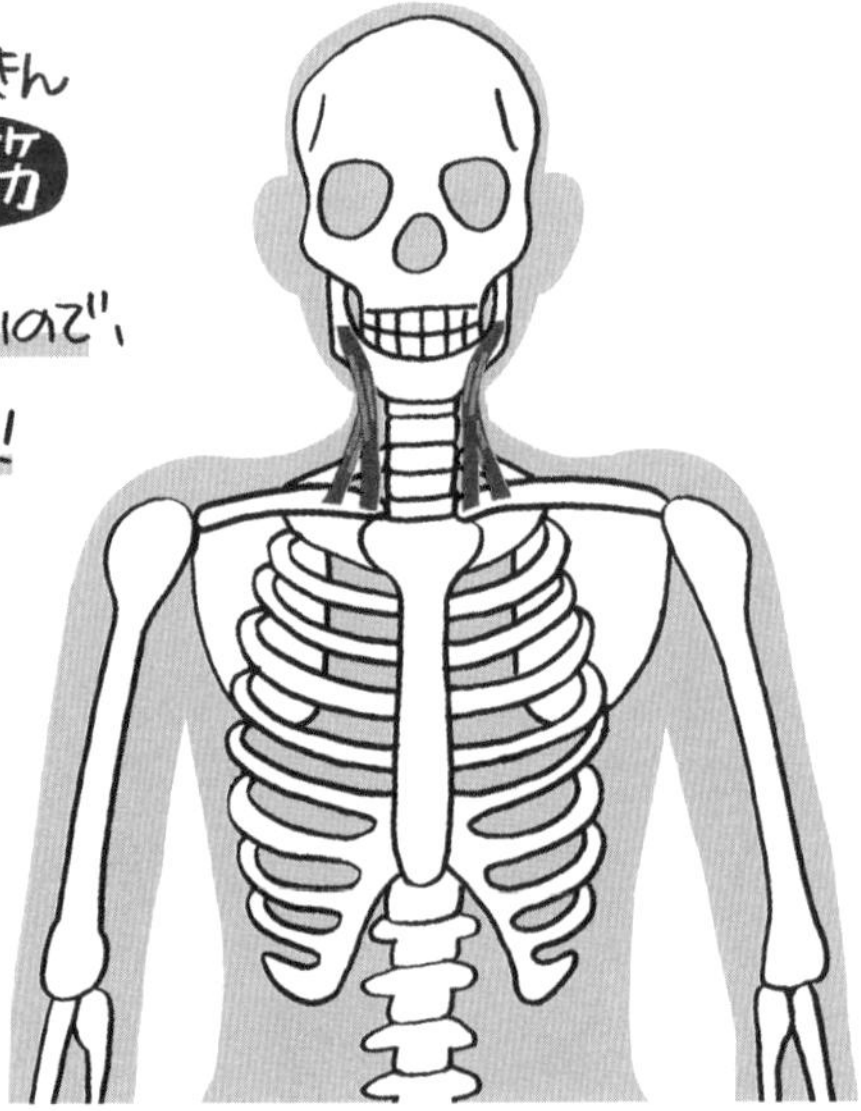
きょうさにゅうとつきん
胸鎖乳突筋
硬くなりやすいので、
毎日ストレッチ!

MUSCLE POINT!

首にある最も太い筋肉で、鎖骨から耳の後ろあたりまでついている。首を左右にねじる、傾ける動作をサポート

首の重さ・ダルさの原因は「首が前に出ている」ため（50ページ参照）。一方、首スジに張りを感じるのは「左右の筋バランスがずれている」からです。

大切なのは**「張っている筋肉ではなく、反対側の筋肉」を重点的にほぐす**こと。

ストレッチでは「張っている部分」そのものではなく、「張りの原因をつくっている部分」にアプローチする必要があるのです。

首スジの張りの原因をつくっているのは、胸鎖乳突《きょうさにゅうとつ》筋《きん》です。首を曲げたり、傾けたり、振り向いたりするときに使う筋肉ですが、**長時間、首を同じ位置に固定することで硬くなりやすいです。**

左の首スジが張っているならば右側の胸鎖乳突筋を、右の首スジが張っているのならば左側の胸鎖乳突筋をそれぞれ伸ばしてあげましょう。

# 反動はつけず、力を抜いてやさしく伸ばす

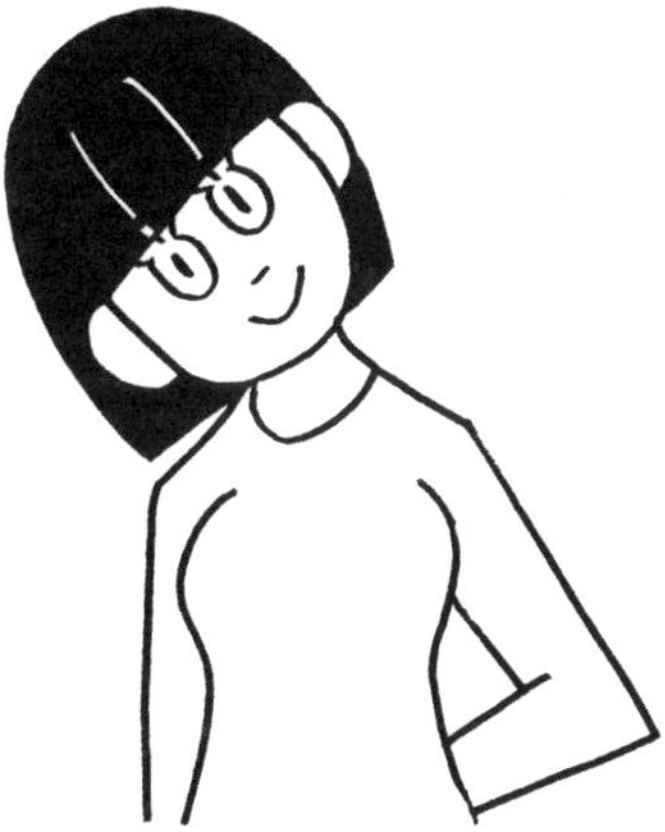

**STEP 1**

首を横に傾け、手を腰のあたりに当てる

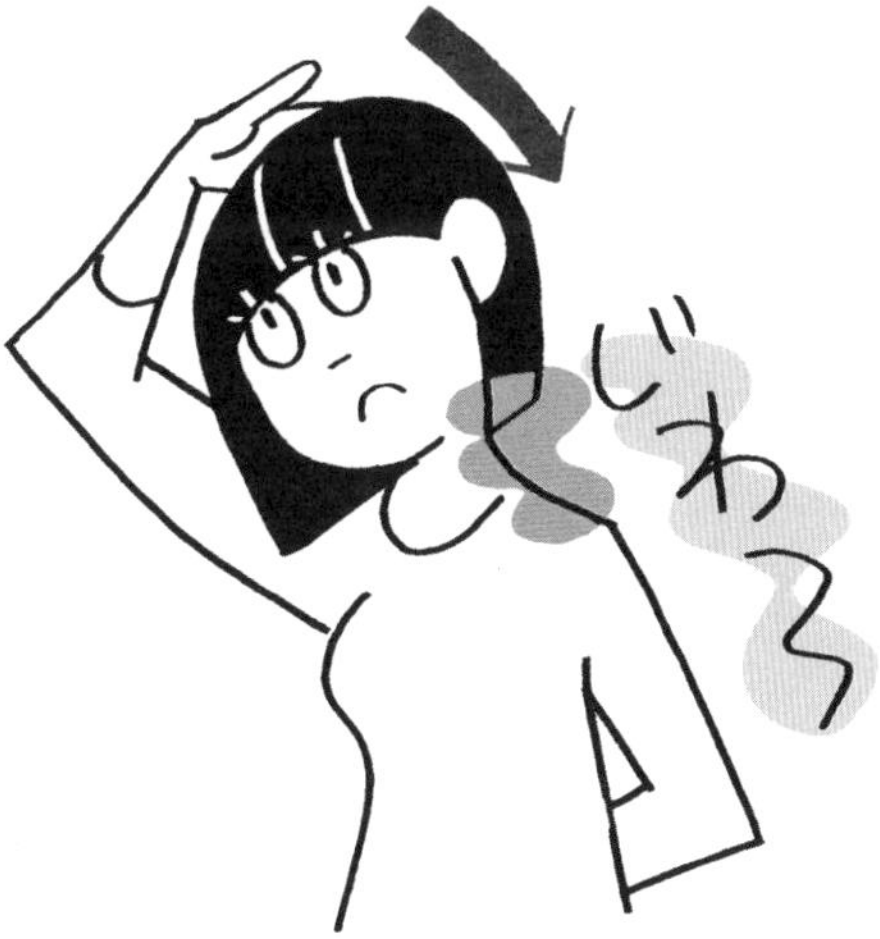


**STEP 2**

あごを少し上に向け、手で頭をつかむ。そのまま斜め後ろにゆっくり引っ張り込む。決して反動をつけないように

**反動をつけると、ケガにつながる**

ほぐしポイント

「肩甲骨がガチガチ」と思ったら、このストレッチ

# 肩甲骨の張り・疲れをしっかりとる

りょうけいきん

**菱形筋**

頭部に血液をどんどん運ぶ

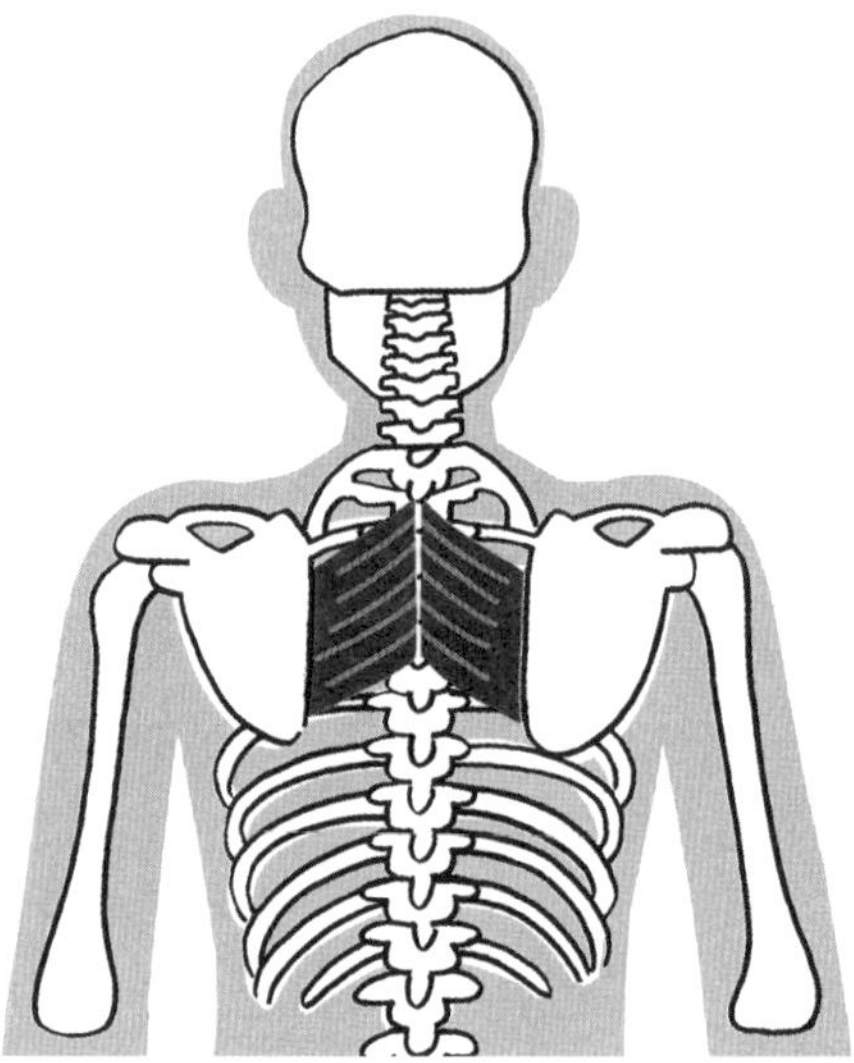

MUSCLE POINT!

肩甲骨を寄せて、胸を張るための筋肉。座り仕事ではまず使わないため、どんどん硬くなる

菱形筋《りょうけいきん》は、肩甲骨と背骨の間にある筋肉。僧帽筋と同じく、何かを引っ張るときに使う筋肉ですが、座り仕事ではあまり使わないため、硬くなりがち。柔らかい人はまずいません。

菱形筋が硬くなると、肩甲骨が左右に開くようになり、肩が前に出て、**猫背**になりやすくなります。また、肩甲骨が硬く詰まった感じになるだけでなく、**背中の血流が悪くなり、頭に血がめぐりにくくなります**。血がめぐらなくなると、酸素も行き渡らなくなりますから、頭痛を起こしやすくなります。

偏頭痛の原因は大きく2つ。「頭に血がめぐりすぎること」、もしくは「頭に血がめぐらないこと」のどちらか。前者はほとんどおらず、大半は後者です。

菱形筋をほぐすことで、**肩甲骨の張りが改善されるばかりでなく、偏頭痛の解消にもつながる**のです。

# 背中に突っ張りを感じればOK

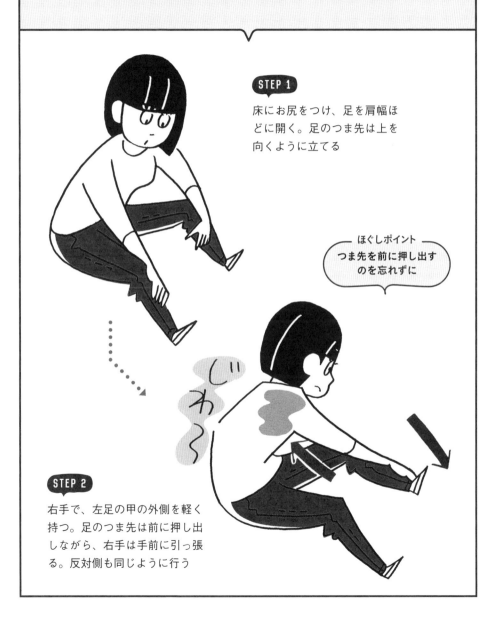

STEP 1

床にお尻をつけ、足を肩幅ほどに開く。足のつま先は上を向くように立てる

ほぐしポイント

**つま先を前に押し出すのを忘れずに**

STEP 2

右手で、左足の甲の外側を軽く持つ。足のつま先は前に押し出しながら、右手は手前に引っ張る。反対側も同じように行う

「目がショボショボしてきた」と思ったら、このストレッチ

# 目のつらい疲れをすぐにとる

座り仕事の人にとって眼精疲労は大敵。長時間のパソコン仕事で目がかすみがちになるのはもちろん、年齢を重ねるごとに目の調節機能は衰えてくるので、「視界がぼやけて気分が悪くなる」症状を訴える人も多くなります。

ほぐすべき筋肉は2つ。まぶたの開け閉めを担う眼《がん》輪筋《りんきん》と眉の上にある皺眉筋《しゅうびきん》。この2つがコリ固まると、**まぶたが重く下がり、眉間のシワもどんどん深くなってしまいます。**

このストレッチをお勧めすると、女性の方から「シワになりませんか？」という声をいただくことがあります。大丈夫です。

シワは真皮のコラーゲンの減少や傷み、皮膚の乾燥などによってできるもの。**ストレッチでシワができることはありません。**

眼輪筋《がんりんきん》

ケアしないと、クマができやすくなる

＋

皺眉筋《しゅうびきん》

重いまぶたをスッキリさせる

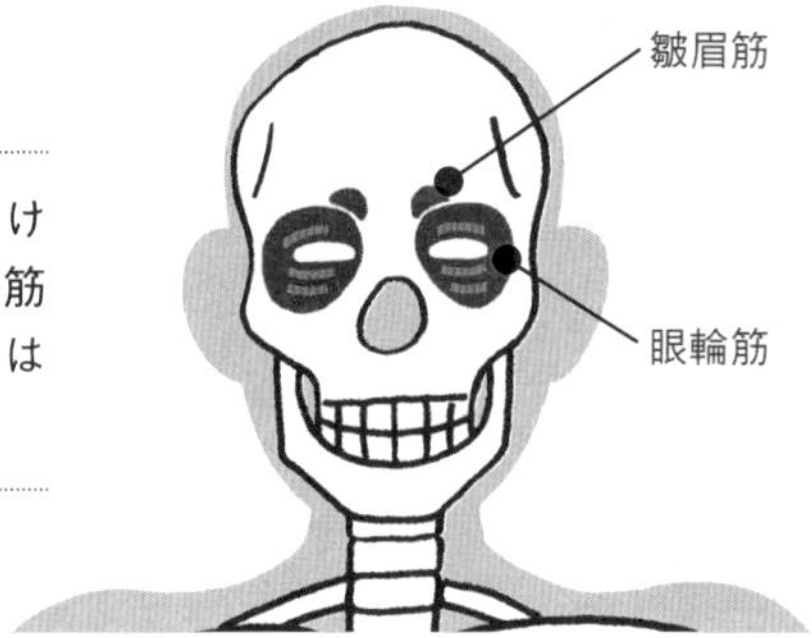


MUSCLE POINT!

ともにまぶたの開け閉めをサポートする筋肉で、「見る」ときは常に緊張している

## デリケートな部位なので、あまり力を入れずに

### 眼輪筋のストレッチ

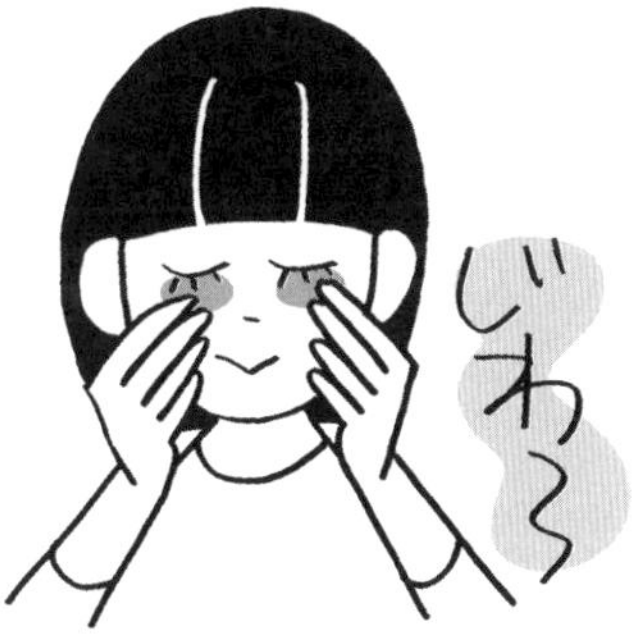


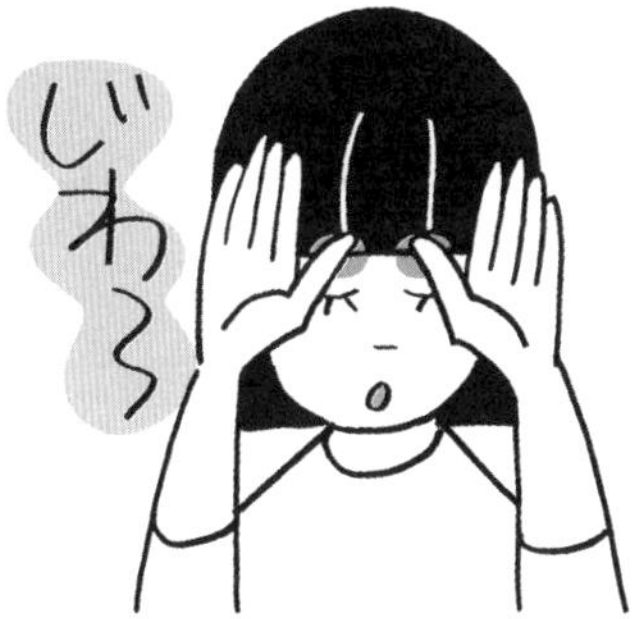


**STEP 1**

目を閉じ、人差し指と中指で眼輪筋の「下半分」をゆっくりとなぞって伸ばす

**STEP 2**

続いて親指で、眼輪筋の「上半分」をゆっくりとなぞって伸ばす

### 皺眉筋のストレッチ

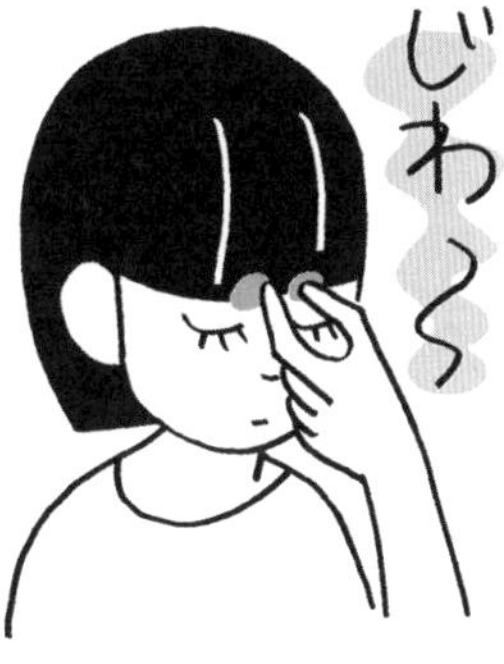


**ほぐしポイント**

ゆっくりしっかりほぐす

目を閉じ、人差し指と親指で眉間をつまみ、小さな円を描くようにまわす

「書類仕事で疲れた」と思ったら、このストレッチ

# 書類の読みすぎによる「首疲れ」をとる

広頸筋《こうけいきん》
＋
舌骨下筋群《ぜっこつかきんぐん》

書類を読むだけでどんどん硬くなる

MUSCLE POINT!

首を固定する筋肉。書類だけではなく、スマホ視聴でもこの筋肉をよく使う

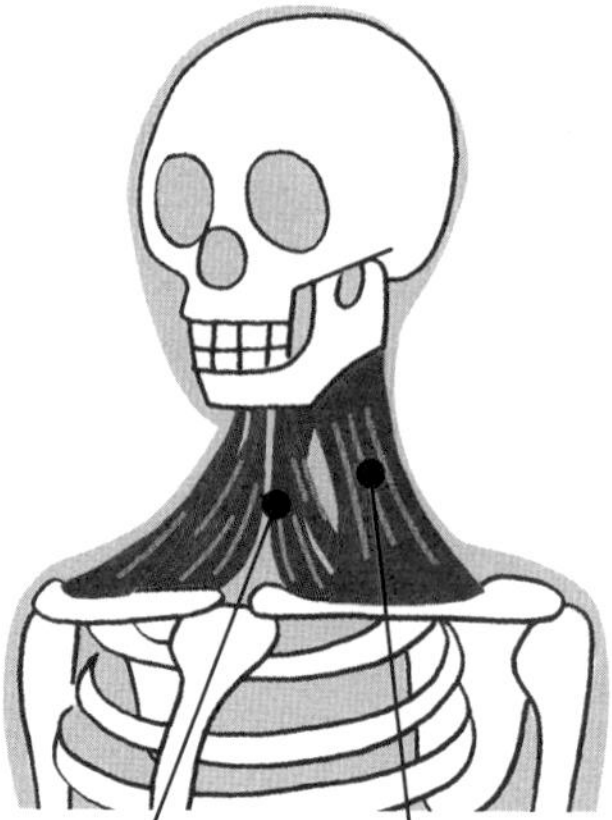

舌骨下筋群（下あごからのど仏、鎖骨をつなぐ筋肉の総称）

広頸筋（下あごから首の両側面、両鎖骨をつなぐ筋肉）

「首が疲れた、ダルい」と感じるのは、**首が「前に出ている」**から。頭はボウリングのボールほどの重さがあり、30度前にずれると、数十kgの負担がかかるといわれています。

「書類を読もう」と意識的に大きく前傾し続けた場合の負担ははかりしれません。

たくさんの書類を読むのは、眼球そのものや精神面に大きな疲れをもたらすとともに、筋肉にもまた、大きな負荷を強いることになるのです。

書類仕事の後で伸ばしたいのは、広頸筋《こうけいきん》と舌骨《ぜっこつ》下筋《かきん》群《ぐん》という2つの筋肉。ともに、あごから首にかけてついています。

**書類を読んでいる間は常に縮み続けていて、硬くなりがち**。書類を読みすぎて、首が重い、疲れたと感じたら、この2つの筋肉をゆっくり伸ばしましょう。

# スマホの見すぎによる「首疲れ」にも効果的

## 広頸筋のストレッチ

STEP 1

両手のひらを広げて合わせ、
あごの下に親指をセット

STEP 2

そのままゆっくりと親指を上に
突き上げる

中指を天井に
突き上げるイメージ
ほぐしポイント

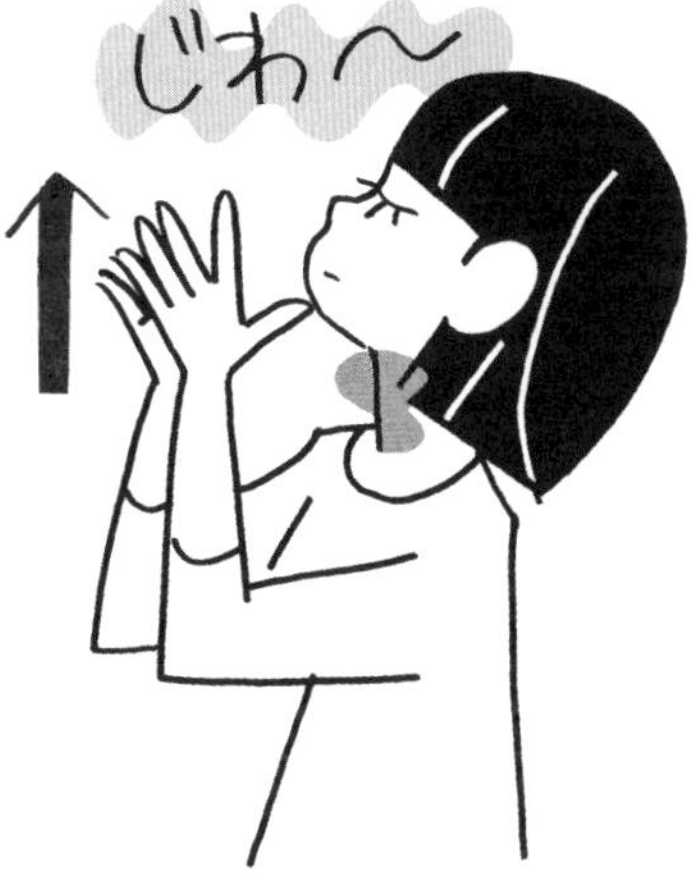


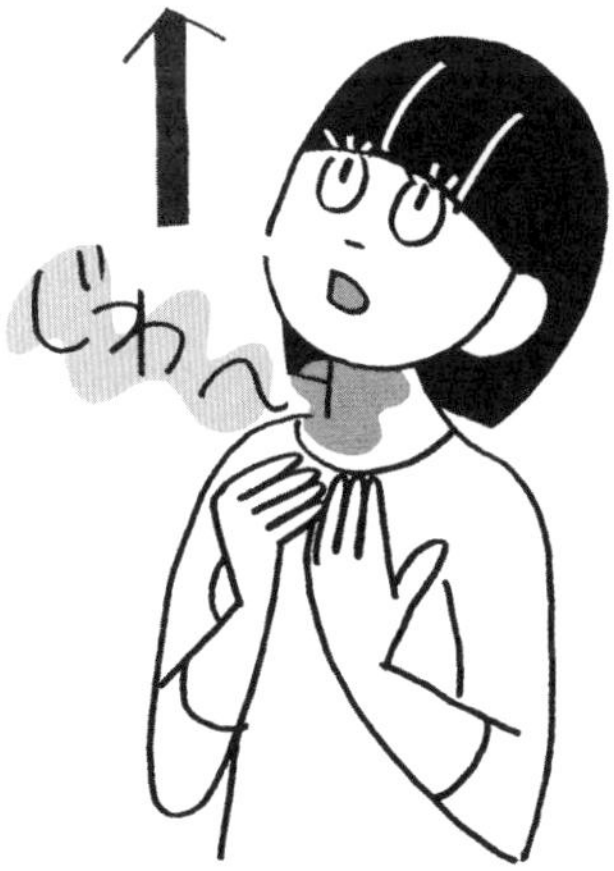


## 舌骨下筋群のストレッチ

STEP 1

左右の鎖骨の間に、両手の人差し指、
中指、薬指を添え、押さえる

STEP 2

そのままゆっくりと上を向く

「座りっぱなしで、背中が張ってる」と思ったら、このストレッチ

# 背中全体の張りをすぐにとる

せきちゅうきりつきん

**脊柱起立筋**

背中の張り、
ぽっこりお腹を改善

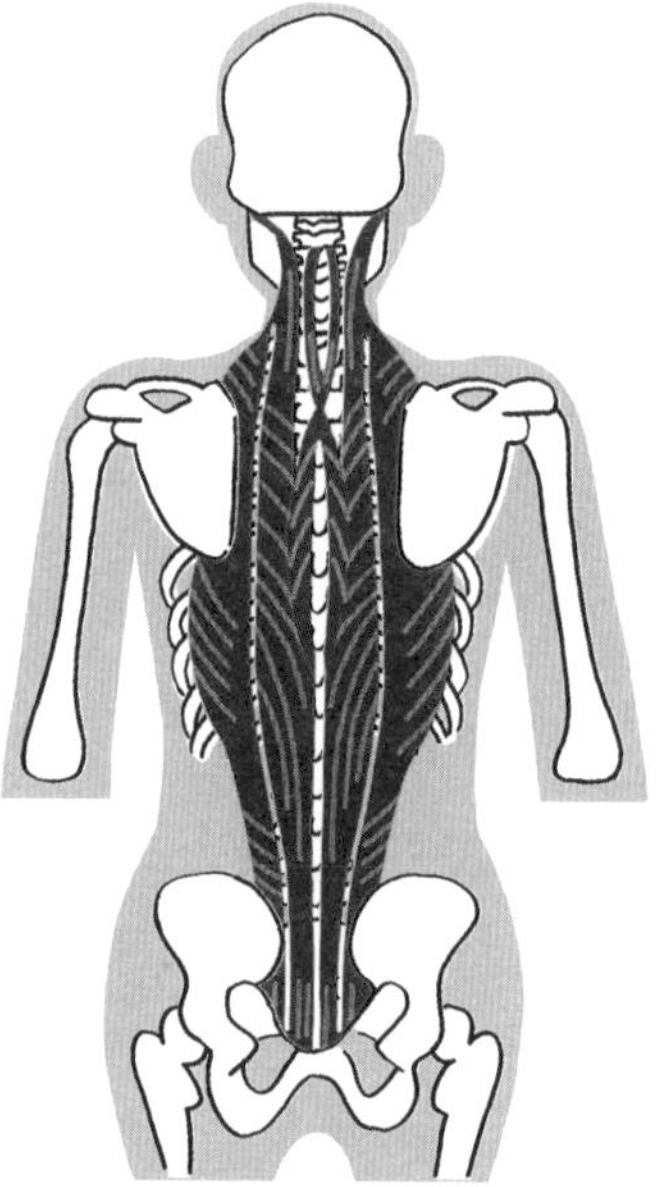

MUSCLE POINT!

体を伸ばしたり、曲げたりする筋肉。大きな筋肉なので、ストレッチ効果を実感しやすい

26ページで「座っているだけで脊柱起立筋《せきちゅうきりつきん》が働いている」と述べました。人間の体は、**頭と内臓は前に重心がかかり、背中やもも裏の筋肉がそれを支える**構造になっています。頭や内臓を支える大きな筋肉が脊柱起立筋です。

脊柱起立筋はひとつの筋肉ではなく、「棘筋《きょくきん》」「最長筋《さいちょうきん》」「腸肋筋《ちょうろくきん》」という筋肉の総称です。

脊柱起立筋が硬くなると、背中が疲れるだけでなく、だんだんと背骨が丸まってしまい、脂肪がお腹に寄っていきます。体重のわりに「ぽっこりお腹」に見えてしまう。そんな残念なスタイルができあがってしまうのです。

このストレッチをすることで、**背中の張りが解消されるとともに、スタイル維持にもつながります**。一石二鳥ですね。

# 腰の落としすぎに注意！
# 背中の大きな筋肉を意識する

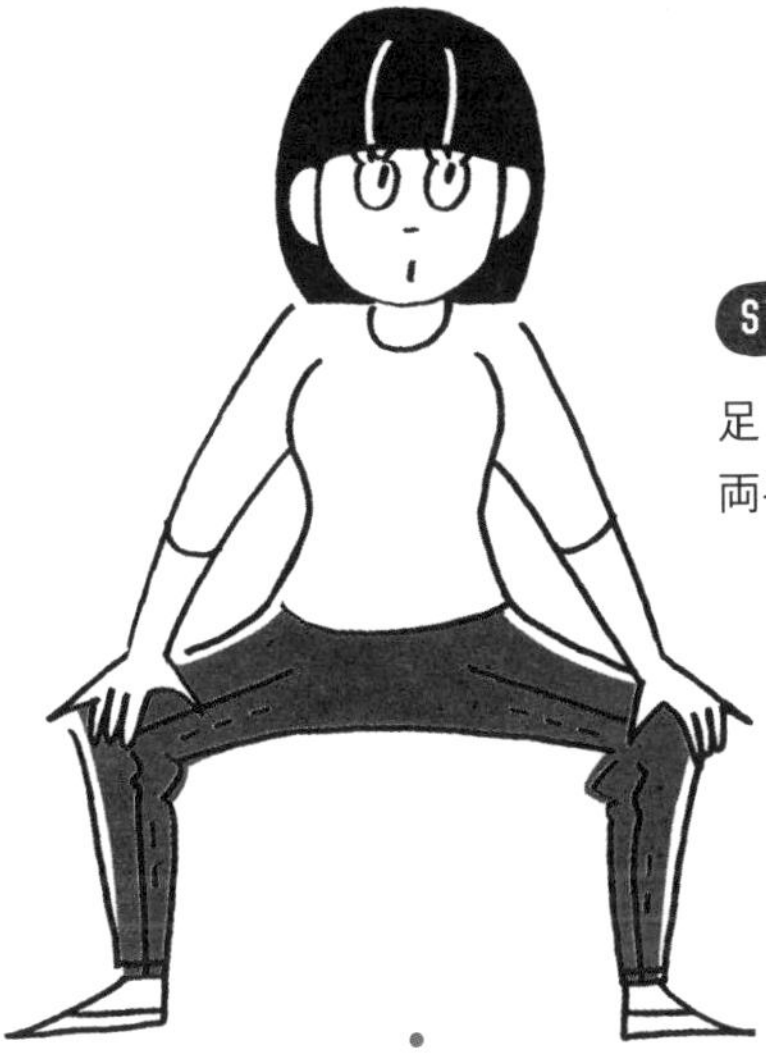

**STEP 1**

足を肩幅の1.5倍ほどに開き、
両手を両膝に置く

**STEP 2**

腰の位置は保ったまま、片方の肩を前に突き出す。このとき腰を深く落としすぎると、脊柱起立筋ではなく股関節のストレッチになってしまうので注意

**腰は「中腰」ほどの**
**高さをキープ！**
ほぐしポイント

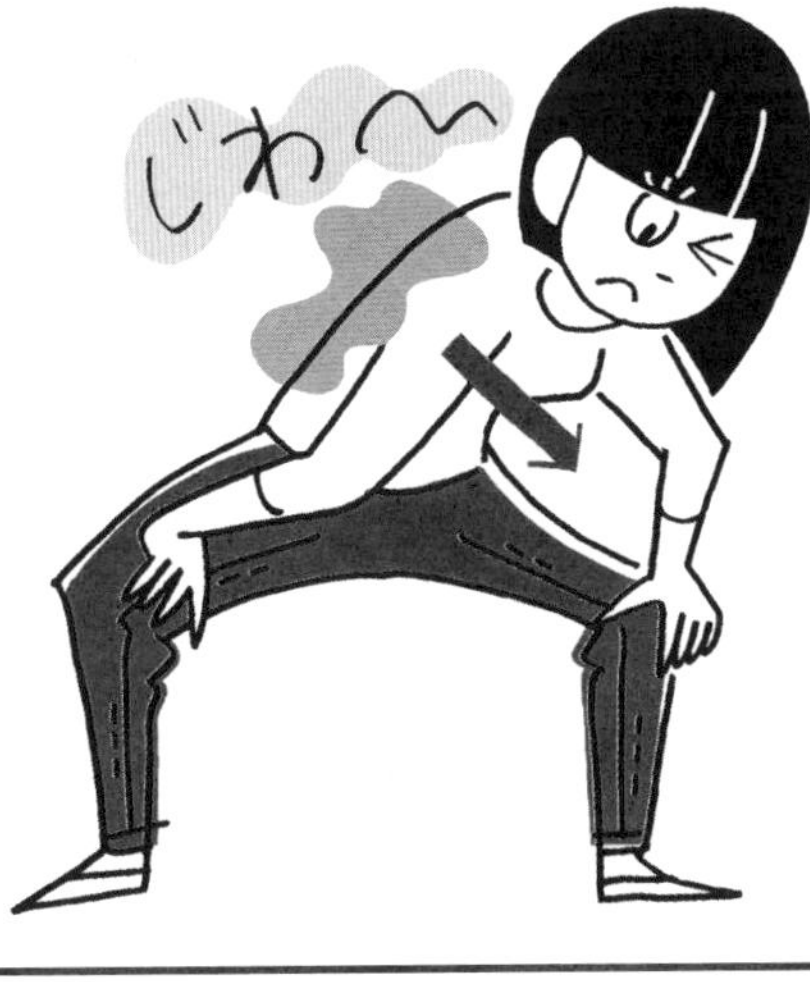

「肩コリがずっと続く」と思ったら、このストレッチ

# 肩コリと猫背を同時に解消！

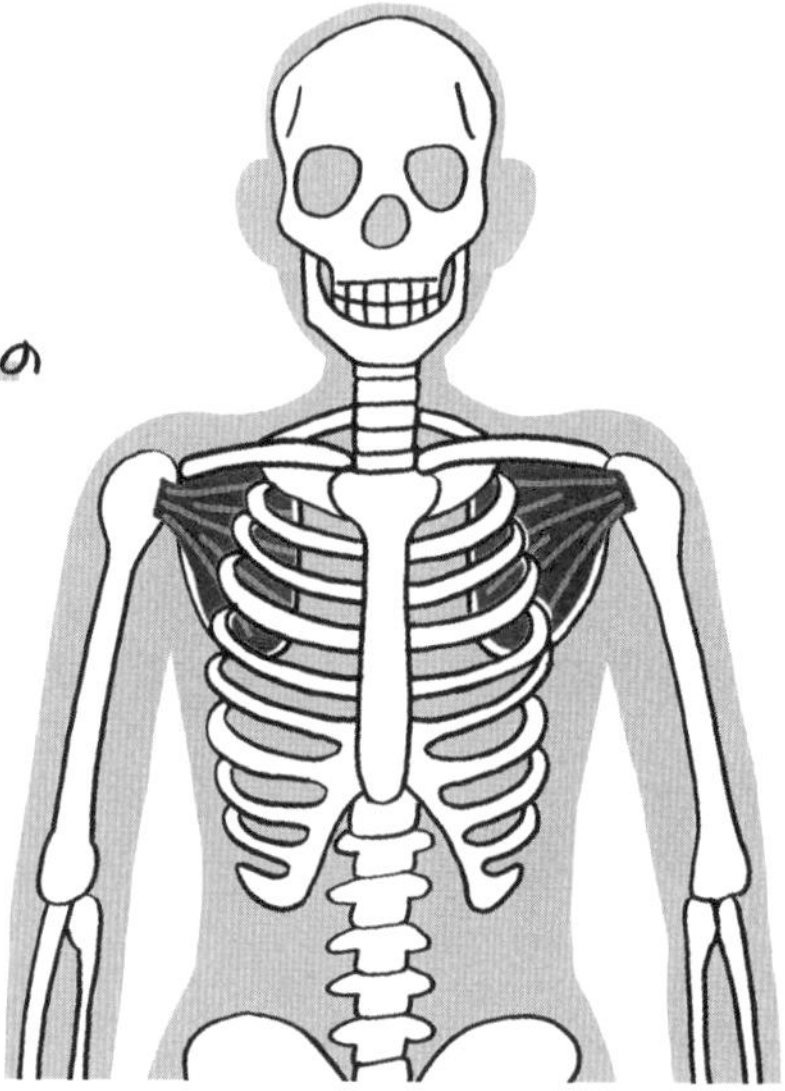
けんこうかきん
肩甲下筋
硬くなると、巻き肩の原因になる

MUSCLE POINT!

腕を内側にひねるときに使う筋肉。硬くなると、肩を後ろに開く力が弱くなり、巻き肩を引き起こす

肩コリの原因のひとつに**「巻き肩」**があります。これは肩関節が通常より前にずれてしまっている状態を指します。**体勢は自然と前かがみになり、猫背を悪化させてしまいます**。

巻き肩の大きな原因は、肩甲下筋《けんこうかきん》が硬くなることです。肩甲下筋は、腕を内側にひねる筋肉。肩から腕にかけてついており、硬くなると肩を後ろに開く力が弱くなります。

すると少しずつ肩が内側へと引っ張られるようになり、巻き肩になってしまうのです。

巻き肩には「猫背を悪化させる」だけでなく、「背中に脂肪がつきやすくなる」「首が前に出て下がりやすくなる」「呼吸が浅くなる」など、さまざまな弊害があります。この機会に肩甲下筋をしっかり伸ばし、巻き肩を解消しましょう。

# 脇のあたりをじわーっと伸ばす

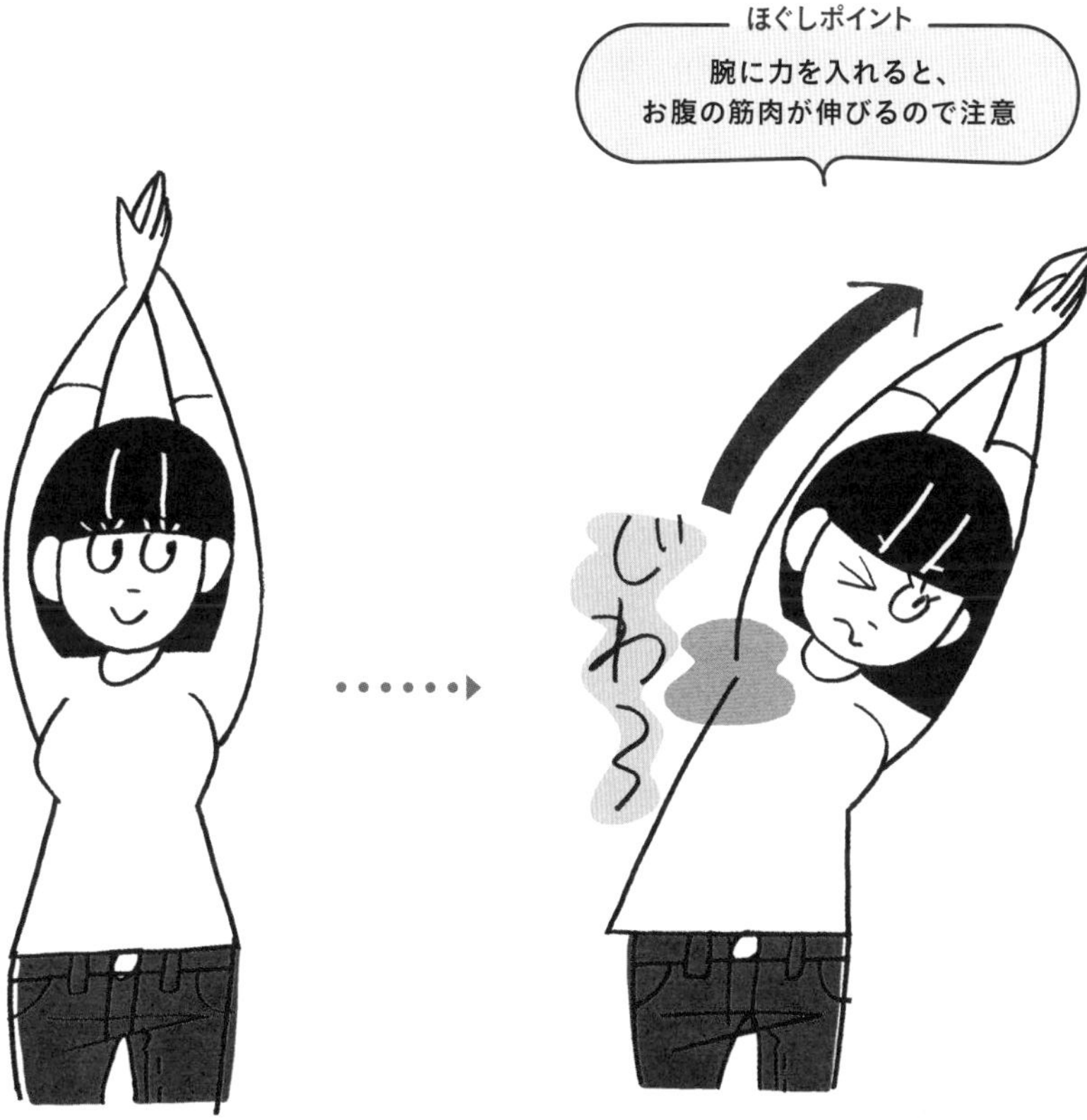
ほぐしポイント
腕に力を入れると、
お腹の筋肉が伸びるので注意
じわ〜

**STEP 1**

両手を上に伸ばし、交差させ、手のひらを合わせる

**STEP 2**

そのまま両手を上に向けて伸ばしながら、体を横に倒す

# 「肩がずっしり重い」と思ったら、このストレッチ

# 腕と肩の重ダルさをすぐにとる

大胸筋《だいきょうきん》

腕と肩の生命線
しっかり伸ばす

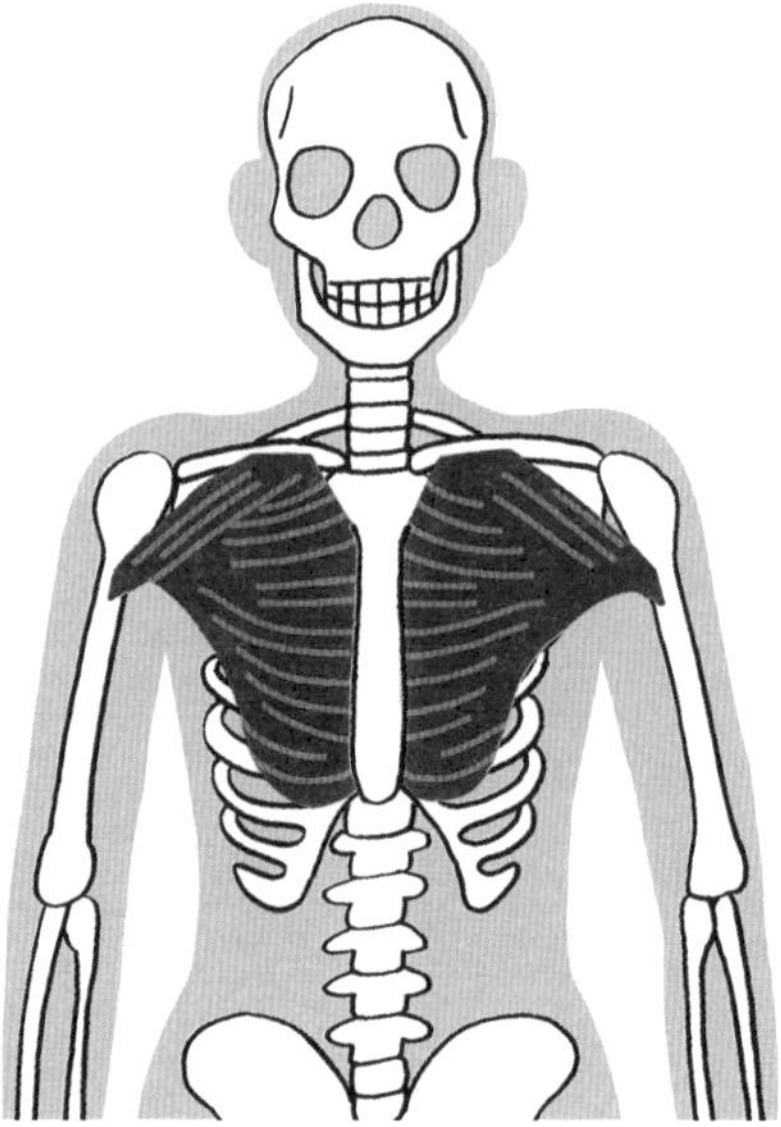

MUSCLE POINT!

胸を覆う大きな筋肉。腕を曲げる、伸ばす、まわす等の動きを全面サポート

肩にずしりと重量感を覚える。

これも首の重さ・ダルさを感じる場合と同じく、骨格が本来の位置からずれて、肩が前に出ているからです。前項で説明した「巻き肩」気味であるということですね。

肩甲下筋は、肩から腕にかけてついている、腕をひねるときに使う筋肉でした。この筋肉に加え、胸の大きな筋肉である大胸筋《だいきょうきん》をストレッチすると、肩関節が前にずれるのを防げます。

大胸筋には、腕を前に動かしたり、内側にねじったりする働きがあり、肩関節と密接につながっています。**大胸筋が硬くなると、肩関節は胸のほうに引き込まれてしまう**のです。

大胸筋のストレッチを入念に行い、肩関節の位置を補正しましょう。

# 体をひねってぐーっと伸ばす

ほぐしポイント

壁につける手は真横ではなく、
少し後ろに置くと、よく伸びる

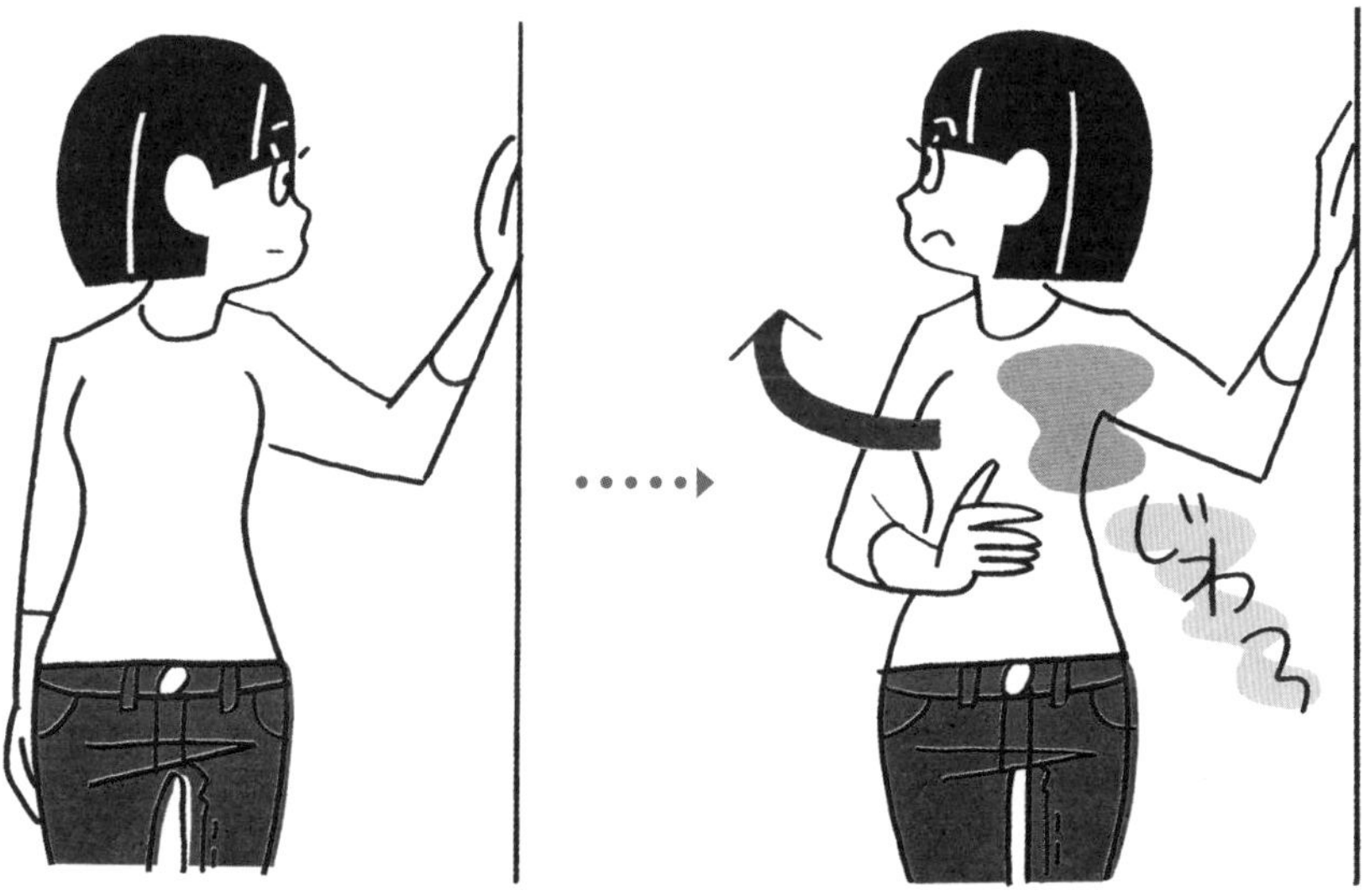


STEP 1

壁から少し離れて立ち、壁側の手を壁につける。手の位置は、体より少し後ろに置く

STEP 2

手をつけたまま、胸を張るように肩を開き、あわせて体も外側にひねる

「腕がずっしり重い」と思ったら、このストレッチ

# 腕の上げ下げがラクになる

さんかくきん

三角筋

腕をもっとスムーズに動かす

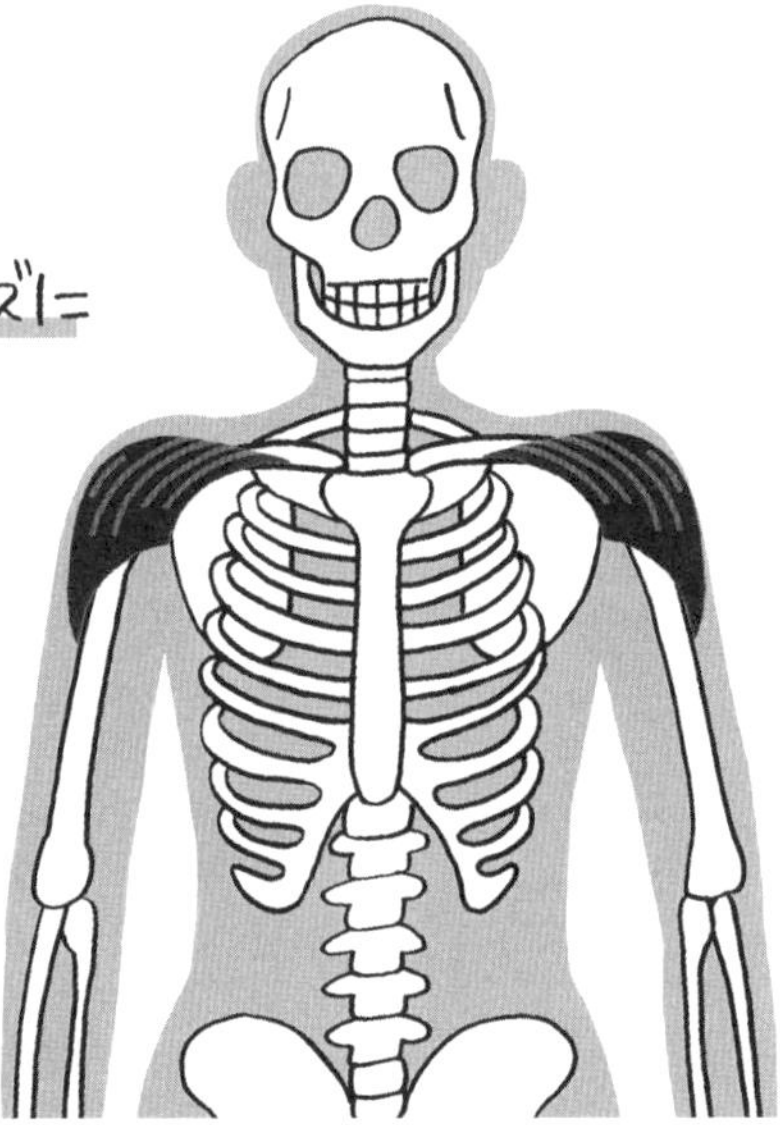

MUSCLE POINT!

腕を前後に動かす、または上げ下げする筋肉。硬くなると、腕に重ダルさを感じる

肩関節の外側についているのが三角筋《さんかくきん》。硬くなると腕を前後に動かしたり、上げたり下げたりする力が低下します。腕自体が動きにくくなり、肩甲下筋など、他の筋肉の動きも悪くなります。

パソコンを使うにしても、書類を書いたり読んだりするにしても、**座り仕事の最中は、腕は肩の内側に入り込みがち**です。

すると三角筋も硬くなってしまい、張りやダルさを感じるようになります。

肩が重ダルいのはなんとも不快なもの。それを解消しようと、トイレ休憩の合間に肩をまわす人も多いでしょう。しかしそれでは、**一時的に血行がよくなるものの、根本的な解消には至りません。**

三角筋のストレッチで、腕の重ダルさの原因をしっかり解消していきましょう。

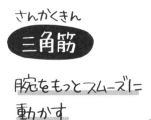

# 力みに注意。リラックスして行う

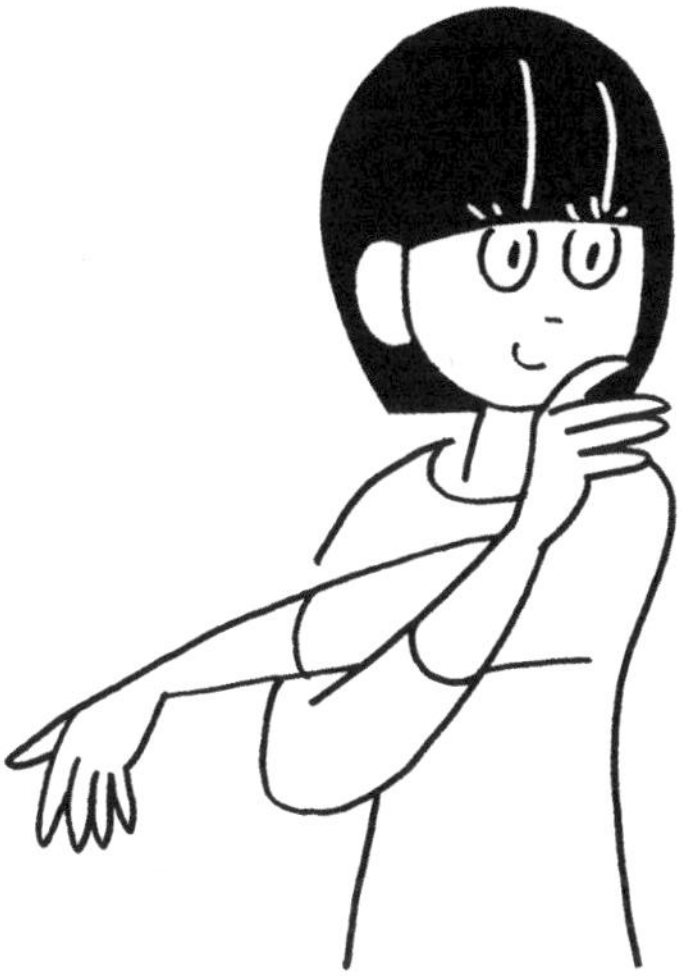

**STEP 1**

ヒジを、もう片方のヒジの内側で挟む

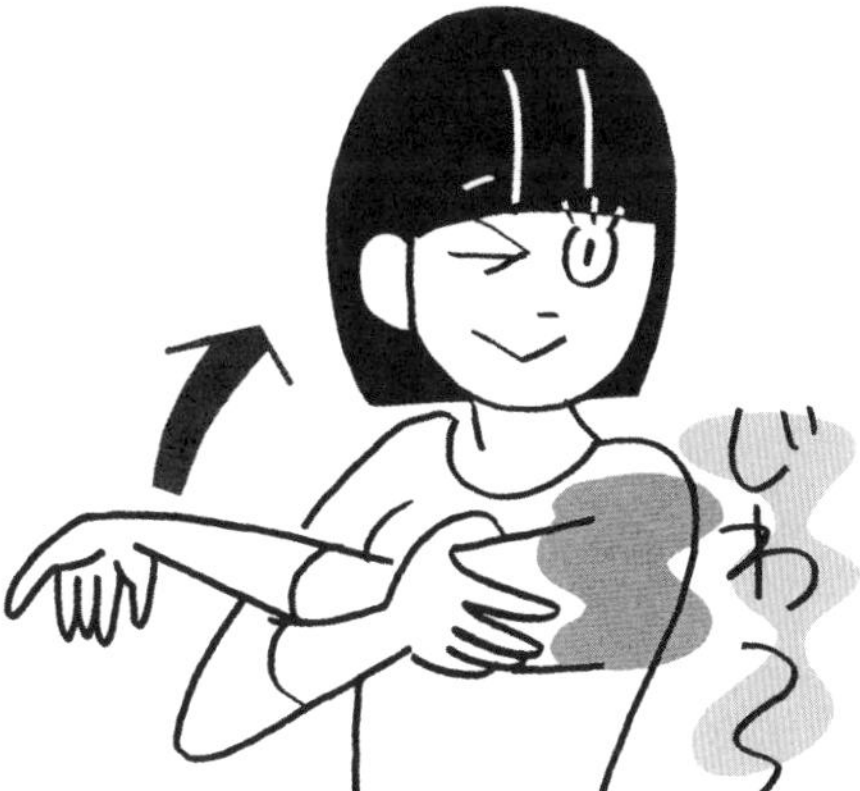


**STEP 2**

挟んだ側の手で二の腕のあたりをつかみ、肩の位置を気持ち下げ、体の内側に引っ張る

**ほぐしポイント**

**肩が上がると伸びないので、意識して下げる**

# 「肩がずっと張っている」と思ったら、このストレッチ
# 肩まわりのしつこい張りをとる

じょうわんさんとうきん

**上腕三頭筋**

硬くなりすぎると、腕が上がらなくなる

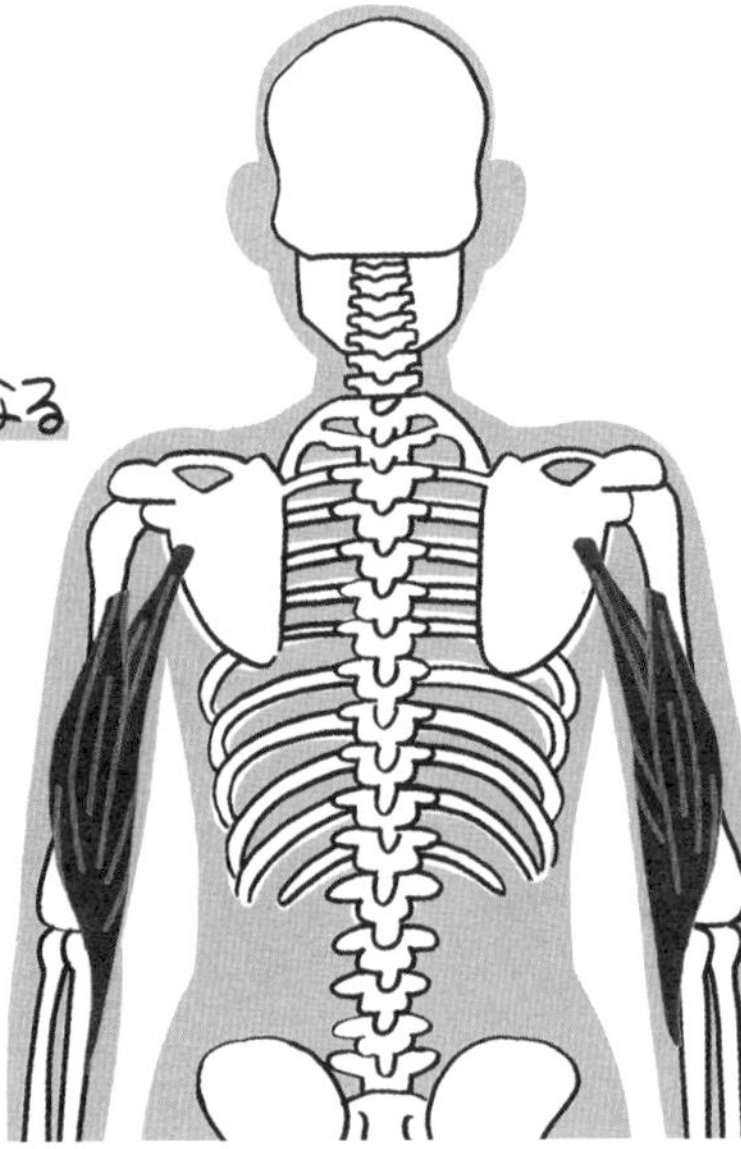

MUSCLE POINT!

ヒジを伸ばす筋肉。座り仕事ではほぼ使わないため、硬くなりがち。こまめに伸ばす

上腕三頭筋《じょうわんさんとうきん》は、腕の外側の筋肉。主にヒジを伸ばすときに使います。

しかし、座り仕事の中でヒジを伸ばす場面はなかなかないもの。そのため硬くなってしまい、疲れや張り、「重み」を感じやすくなります。

上腕三頭筋は、肩まわりに加えて、ヒジともつながっています。**硬くなったままずっと放置すると、猫背や巻き肩を悪化させたり、腕が上がりにくくなったりします**。

逆にここを伸ばせば、腕や肩のコリがとれるだけでなく、猫背も改善します。

日ごろから意識しにくい筋肉だからこそ、「肩がずっと張っている」「何だか腕が重い」と思ったときはしっかり伸ばしてあげましょう。さまざまな体の不調を回避できます。

# 肩だけでなく、腕と猫背にも効く

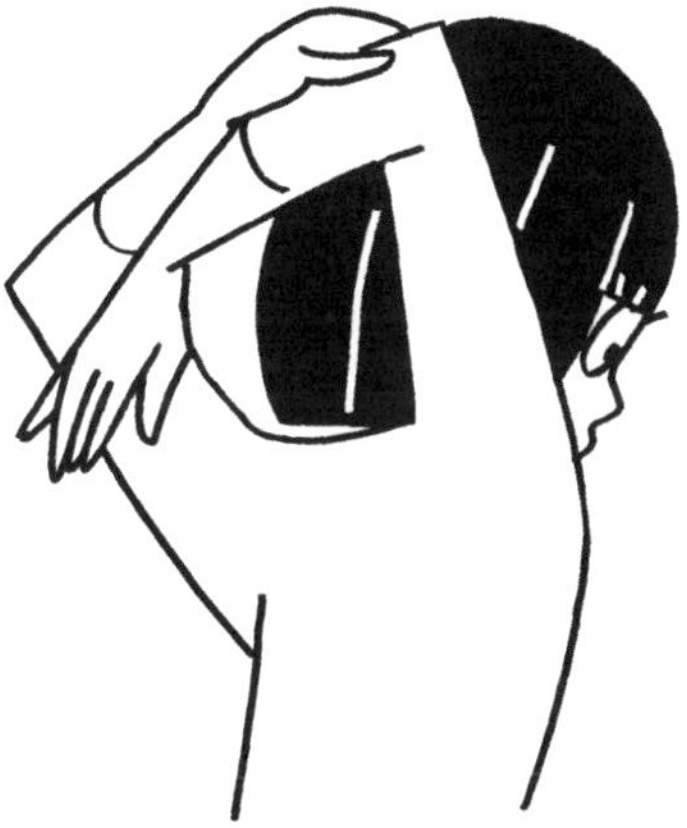

**STEP 1**

ヒジを頭の後ろにまわし、もう片方の手でそのヒジをつかむ

**STEP 2**

小指を、同じ側の肩につける（右側を伸ばしたいなら、右手の小指を右肩につける）

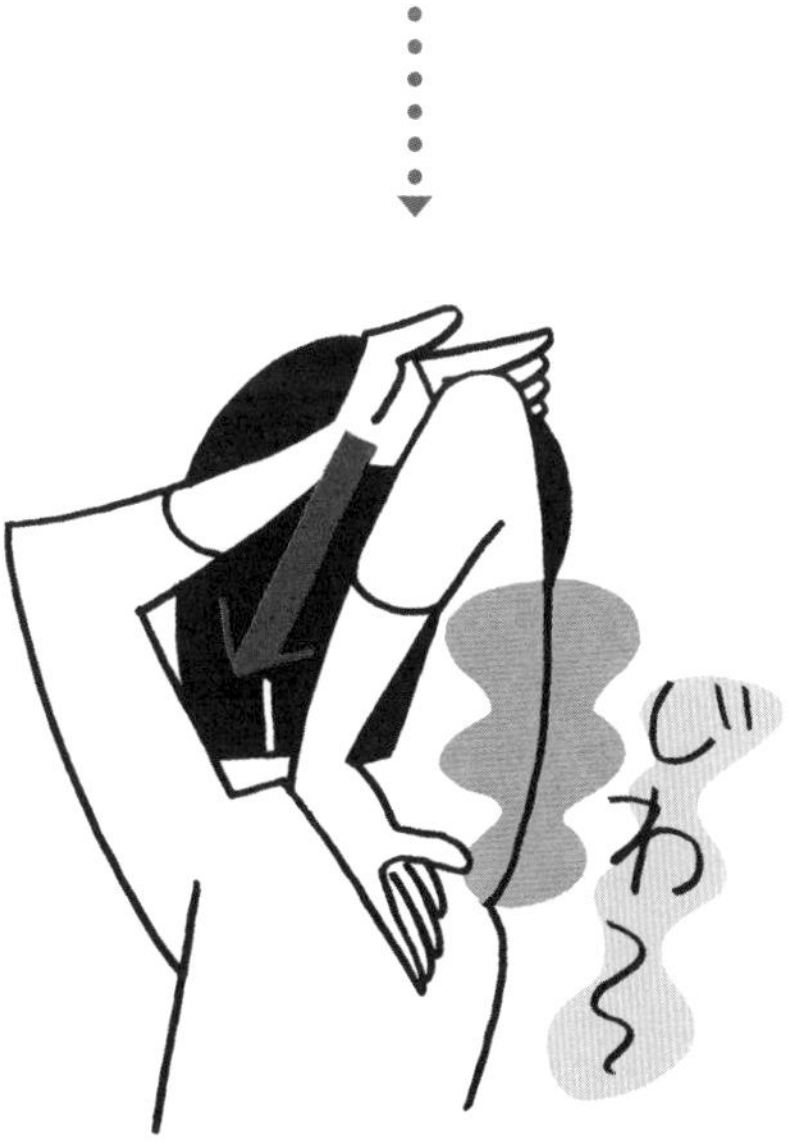


**STEP 3**

ヒジを持った手で、伸ばす側のヒジを真下に落とす

**肩に小指をしっかりつける**
ほぐしポイント

「作業をたくさんして疲れた」と思ったら、このストレッチ

# 二の腕の疲れをスーッと解消する

じょうわんにとうきん

## 上腕二頭筋

日常生活でも大活躍
ケアをだれずに

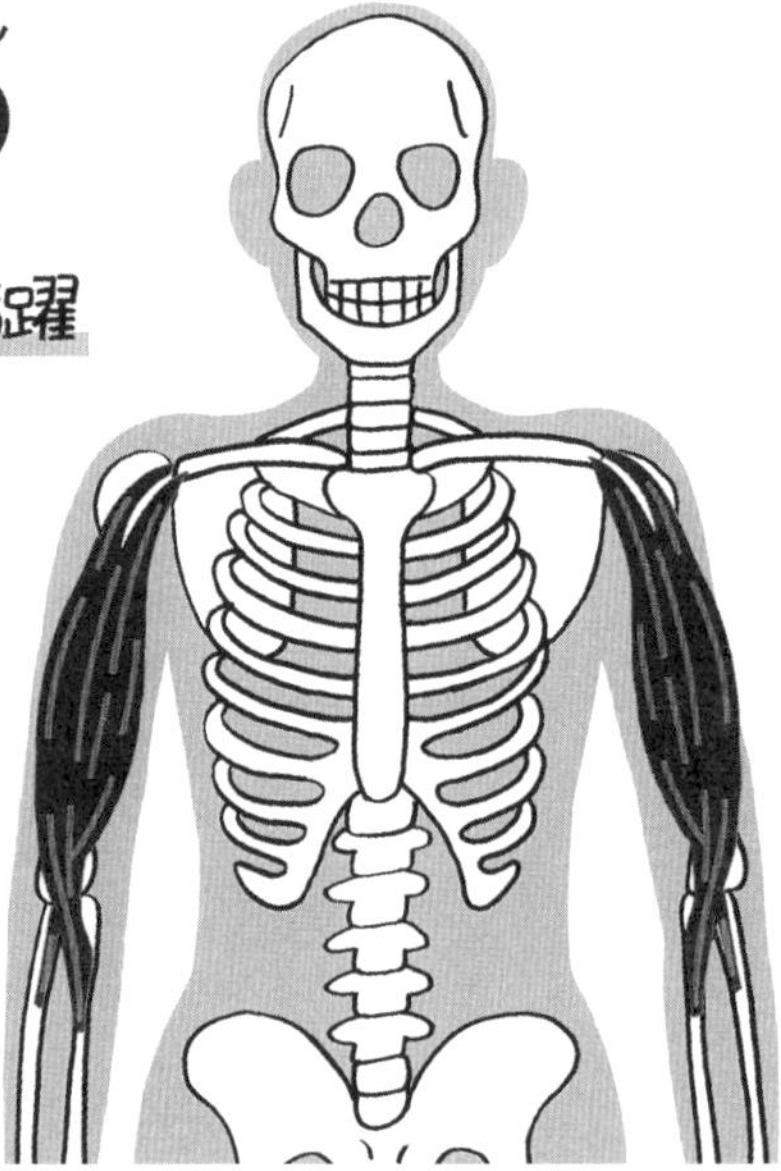

MUSCLE POINT!

腕を曲げる筋肉。日常生活でよく使う筋肉なので、左右差も出やすい、しっかり伸ばす

30ページで「キーボードを打つときに使う筋肉」のひとつとして紹介した上腕二頭筋。いわゆる「力こぶ」をつくる筋肉で、腕を曲げる役割があります。

上腕二頭筋が活躍するのは「キーボードを打つとき」だけではありません。**スマホを見たり、コーヒーカップを持ったり、ドアを開けたり**など、生活の中で「腕を曲げる」あらゆる場面で上腕二頭筋は働いているのです。

**「利き手は柔らかいが、反対側の手は硬い」**というケースが多いので、丁寧にストレッチをしてねぎらってあげましょう。

上腕二頭筋が硬くなると、肩まわりの筋肉を引っ張り込むので、巻き肩になりやすくなります。

壁さえあればどこでもできる簡単なストレッチなので、ぜひ試してみてください。

# 絶対に勢いをつけない！ ゆっくりじんわり伸ばそう

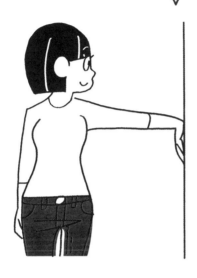

ほぐしポイント
腕は曲げずに
まっすぐ伸ばす

**STEP 1**

壁の横に立って、中指を下に向けて手のひらを壁につけ、腕を伸ばす

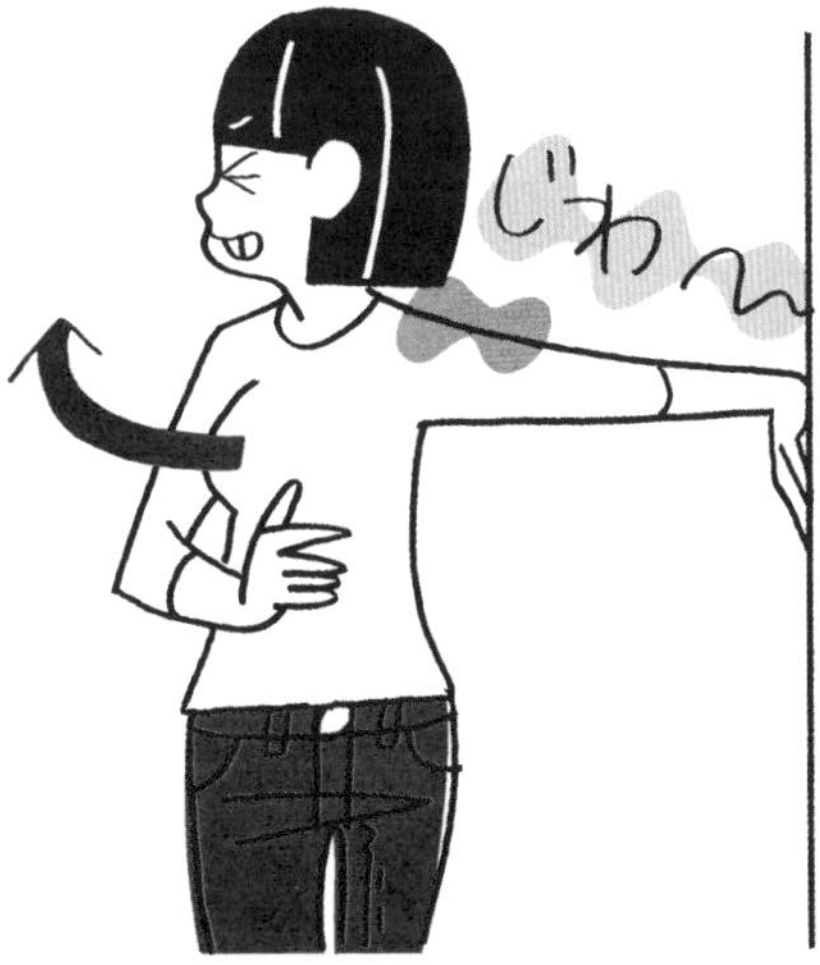


**STEP 2**

そのままゆっくりと肩を開きながら、体を反転させる

「手首がパンパン」と思ったら、このストレッチ

# 手首の疲れをすぐにとる

ぜんわんきんぐん
**前腕筋群**

手首と指を
全面サポート

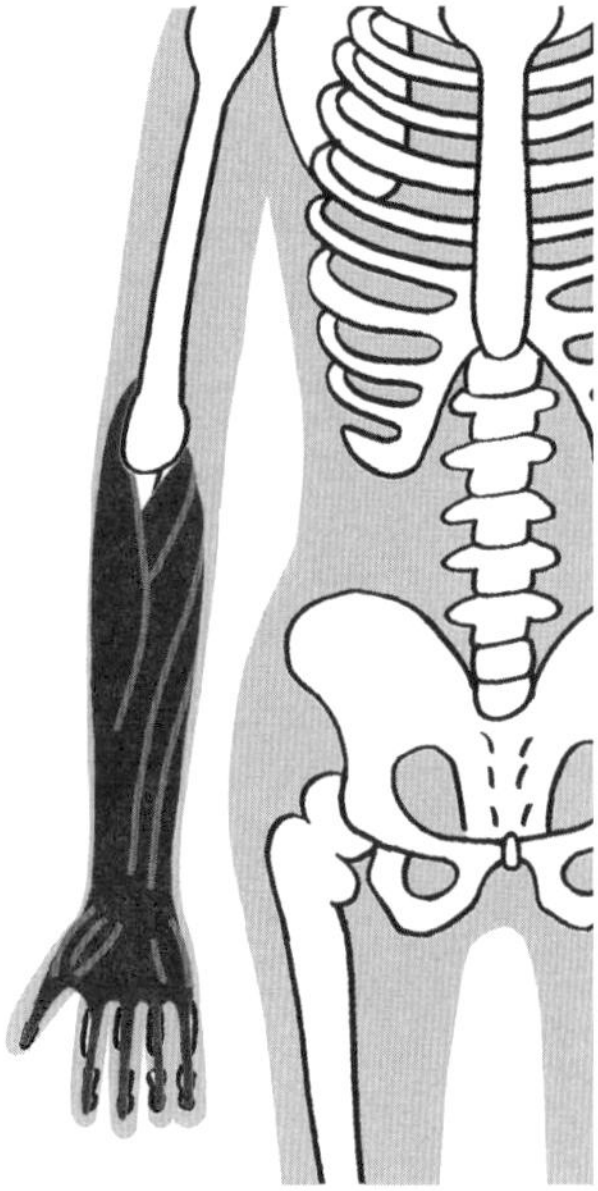

MUSCLE POINT!

手首の動きや指の曲げたり伸ばしたりする筋肉。座り仕事で酷使されているので、しっかりほぐす

ふとしたときに、ヒジから手首にかけて疲れを感じる。これは前腕筋群《ぜんわんきんぐん》がコリ固まっているサインです。

前腕筋群は、手首を動かしたり、指を曲げたり伸ばしたりするときに使い、30ページで紹介した前腕屈筋《ぜんわんくっきん》群《ぐん》を含む、手首まわりの筋肉の総称です。

キーボードを打ったり、ペンを持ったり、スマホを操作したりと、座り仕事をしている人にとっては、**使っていないときのほうが少ない筋肉**といえます。日々、これだけ酷使しているのですから、ケアしなければコリ固まってしまうのは当然です。

また、利き手の前腕筋群ほど硬くなりやすいので注意してください。

**左右差が出ると、筋バランスが崩れ、左右どちらかの首や肩がコリやすくなります**。利き手の前腕筋群を重点的にほぐしましょう。

# 伸ばしすぎに注意！ 手首のケガに気をつけて

**STEP 1**

腕を前方に伸ばし、中指を下に向ける。もう片方の手で、伸ばした側の人差し指から小指までを軽く握る

**STEP 2**

伸ばした側の手首は前に押し出しつつ、指を握ったもう片方の手は体のほうにゆっくり引っ張る

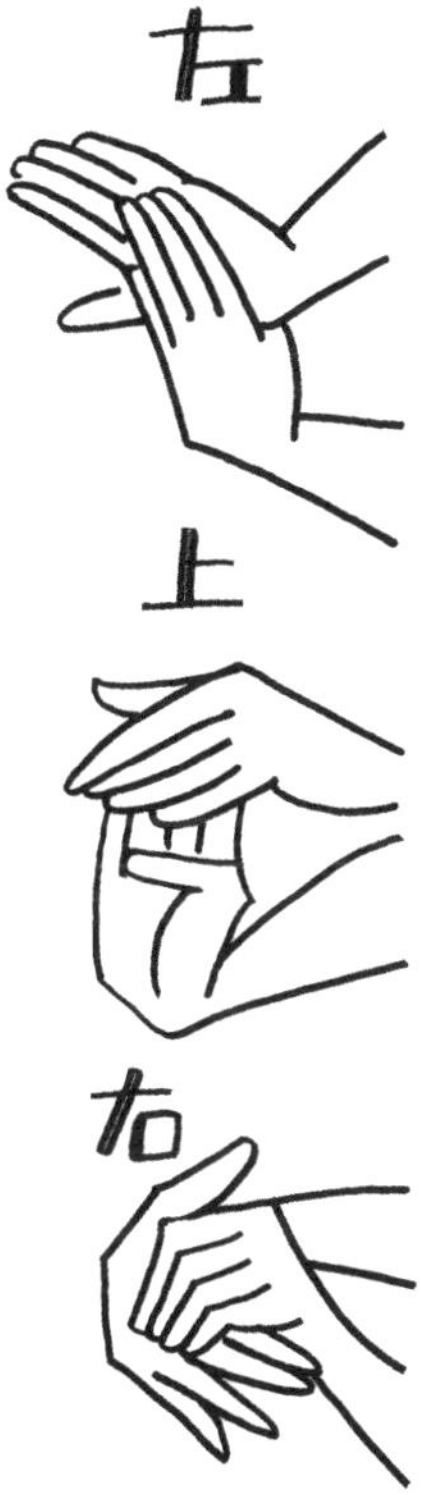


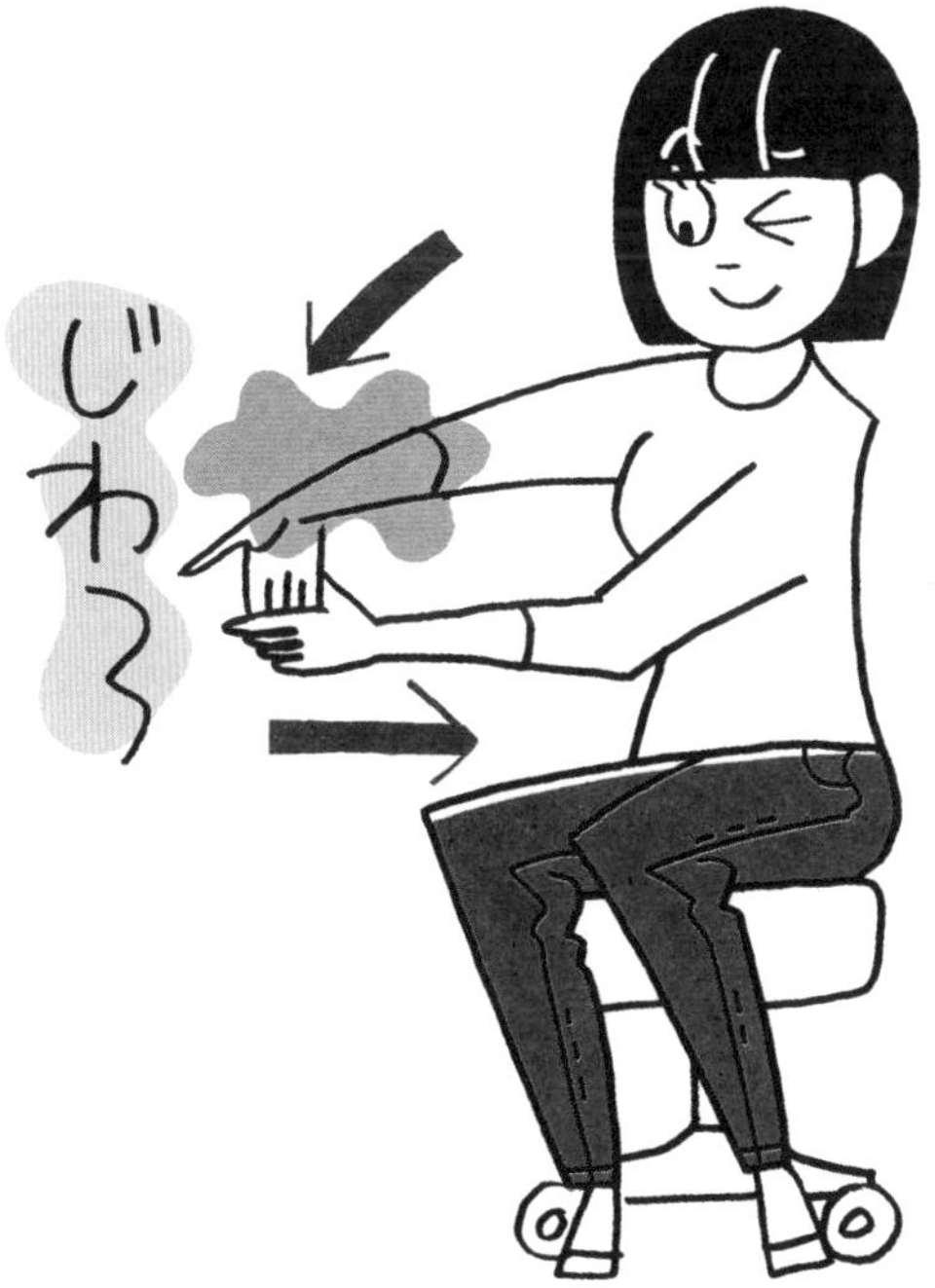


中指の方向を
左・上・右に変えて、
同じストレッチを
繰り返す

ほぐしポイント

# 「なんか息苦しい」と思ったら、このストレッチ

# 呼吸が深くなり、リラックスできる

## 肋間筋《ろっかんきん》

ストレッチで深い呼吸を手に入れる

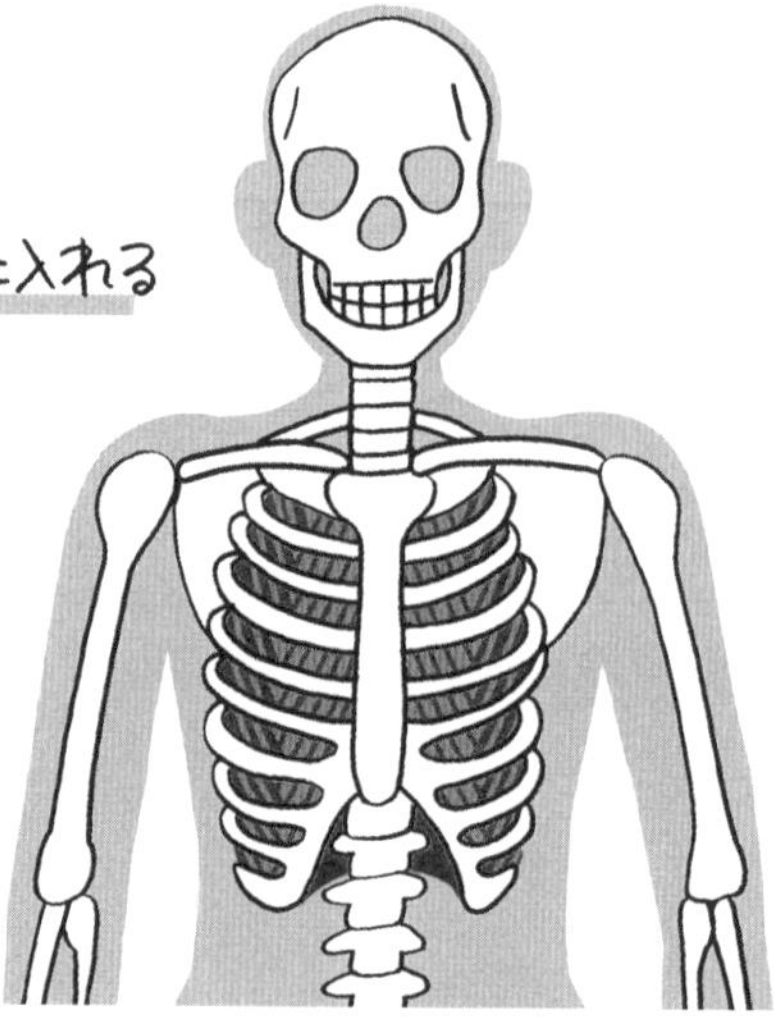

MUSCLE POINT!

肋骨の内側にあり、呼吸運動をサポートする筋肉。猫背だとより硬くなる

呼吸が浅くなるのは、「呼吸器が圧迫されていること」が原因です。では、なぜ呼吸器が圧迫されるのか。それは、猫背や巻き肩によって「前かがみの姿勢」がずっとキープされているためです。

ここまでのストレッチで、猫背・巻き肩については十分なケアをしてきました。

加えて本項で、呼吸を助ける肋間筋《ろっかんきん》をストレッチすれば、劇的に呼吸がラクになります。

肋間筋は肋骨の内側にあり、直接触ることはできません。でもストレッチでほぐすことは可能です。**肋間筋をほぐせば、肋骨が広がります。肋骨が広がれば、肺も広がります**。結果、深い呼吸ができるようになるわけです。

じっくりと肋間筋を伸ばし、深い呼吸を実感してください。

## 息は止めずに、呼吸しながら伸ばす

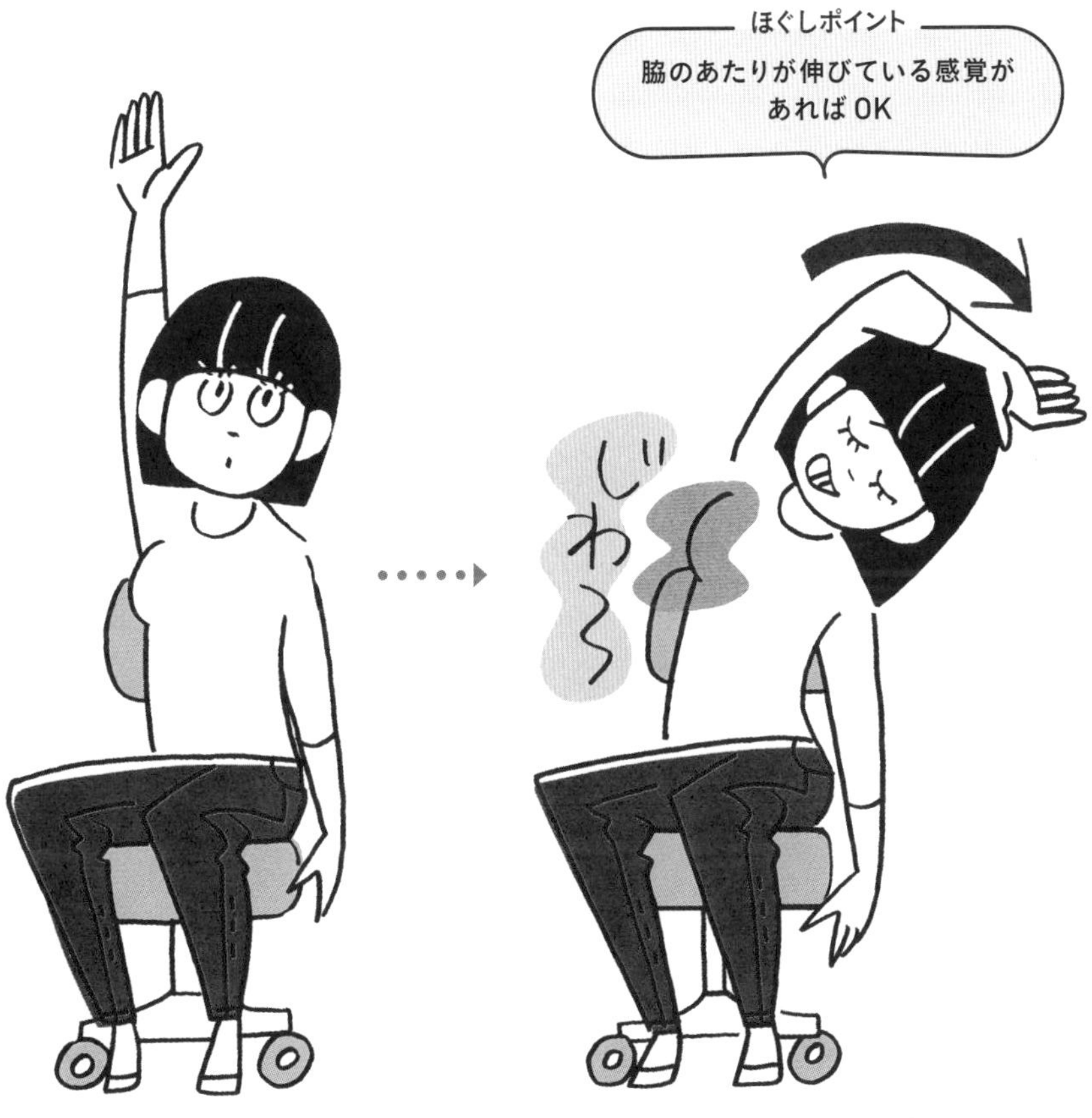
ほぐしポイント
脇のあたりが伸びている感覚があればOK
じわ〜

**STEP 1**

椅子に座ったまま、手を上にまっすぐ伸ばす。手のひらは正面を向ける

**STEP 2**

ヒジを折り、中指に引っ張られるイメージで、ゆっくり倒す

COLUMN

## 眠くなったらラジオ体操

仕事中、どうしても眠くなるときがありますよね。

仕事はまだまだあるのに、まぶたが重くてたまらない。そんなときの特効薬をお伝えします。

それは「ラジオ体操」です。

そんなバカなと思ったあなた、ラジオ体操は最も代表的な「動的ストレッチ」なのです。動的ストレッチとは、「いつもどおりの可動域」の中で、動きをつけて行うもの。自然に心拍数を上げ、全身の血の流れを活性化させることができます。

一方、本書で紹介したのはすべて「静的ストレッチ」。体の可動域をいつもより広げながら、じわーっと伸ばしていくものです。硬くなった筋肉をほぐしたり、使いすぎた筋肉をケアしたりするのに効果的です。

ラジオ体操は、体のありとあらゆる筋肉と関節に効く動的ストレッチがコンパクトにまとまっているので、全身に刺激を与えることができます。

「器具を使わずにできる」「狭い場所でもできる」という手軽さもあるので、眠くなったときはラジオ体操を試してみてください。

# 腰・足の
# しつこい疲れをとる

CHAPTER 3

「腰が痛い」と思ったら、このストレッチ

# 腰の痛みがいきなりなくなる

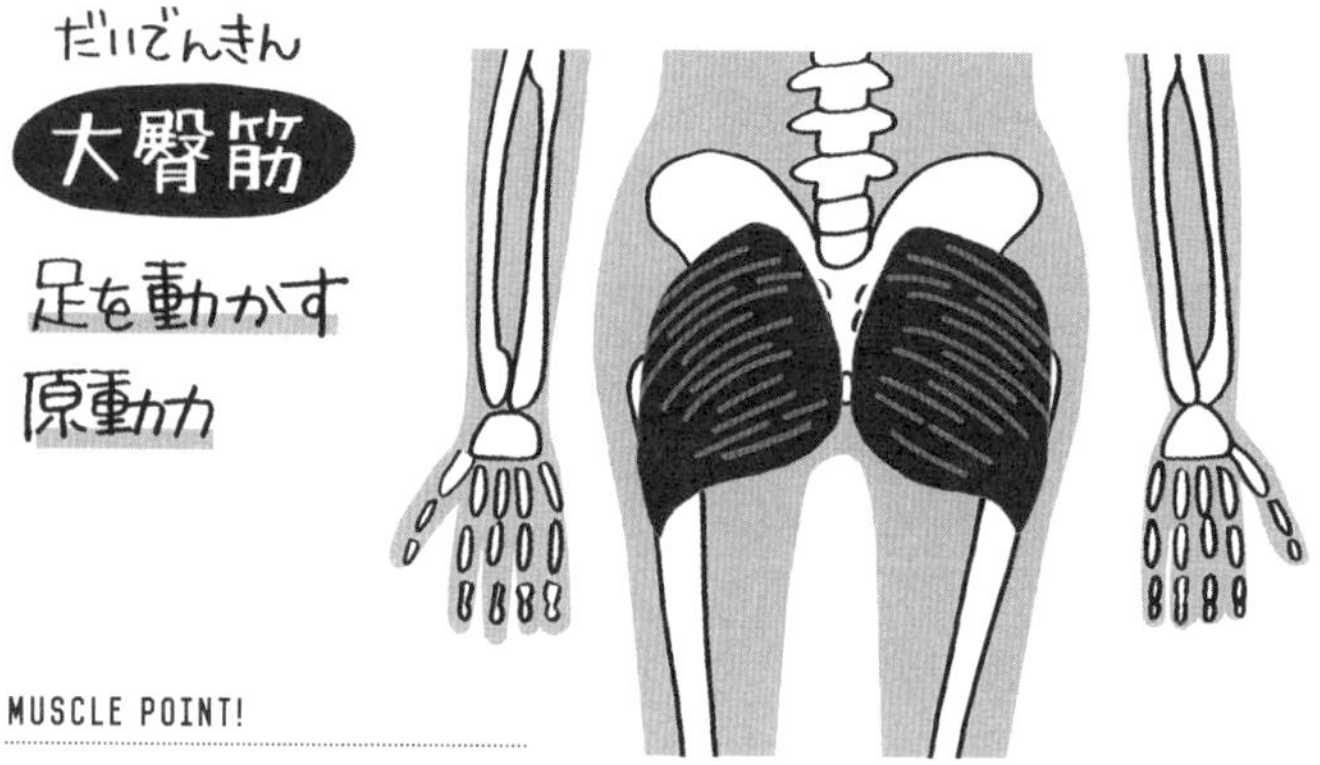


MUSCLE POINT!

体の中で単一筋としては最も質量の大きな筋肉。この筋肉がないと、歩くどころか立つこともできない

座り仕事をしている人の多くは、股関節の可動域が狭くなり、腰痛の原因になっています。

人間の体には「可動域が大きい関節」と「可動域は小さいが、安定して動いていればいい関節」の2種類があります。

腰の関節は「可動域は小さいが、安定して動いていればいい関節」。腰の関節を挟むように「可動域が大きい関節」の股関節があります。

大臀筋《だいでんきん》は股関節を覆う筋肉で、ここが硬くなると「股関節の可動域が狭く」なり、本来の動きができなくなります。結果、股関節とつながっている腰の関節も硬くなり、腰痛になるわけです。

**大臀筋をストレッチすれば、股関節が動きやすくなるので、腰の負担が一気に軽くなります。**座り続けることによる「お尻疲れ」にも効果抜群です。

# 硬くなっているので、最初からがんばりすぎない

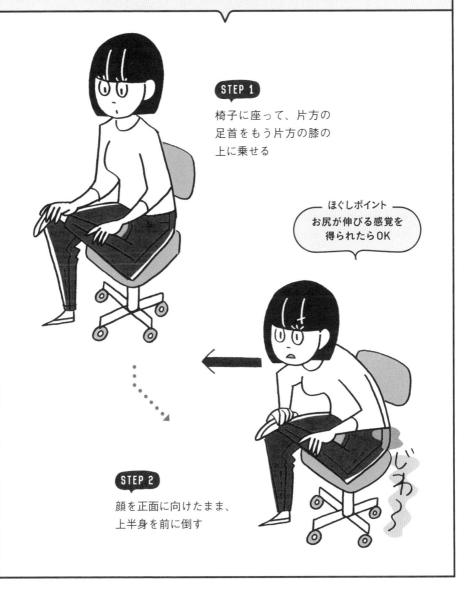

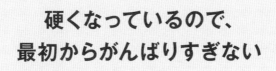

STEP 1

椅子に座って、片方の足首をもう片方の膝の上に乗せる

ほぐしポイント

**お尻が伸びる感覚を得られたらOK**

STEP 2

顔を正面に向けたまま、上半身を前に倒す

「腰に違和感がある」と思ったら、このストレッチ

# 腰の張りがなくなり、ラクになる

ようほうけいきん
**腰方形筋**

腰の深層にあり
「伸ばしにくい」

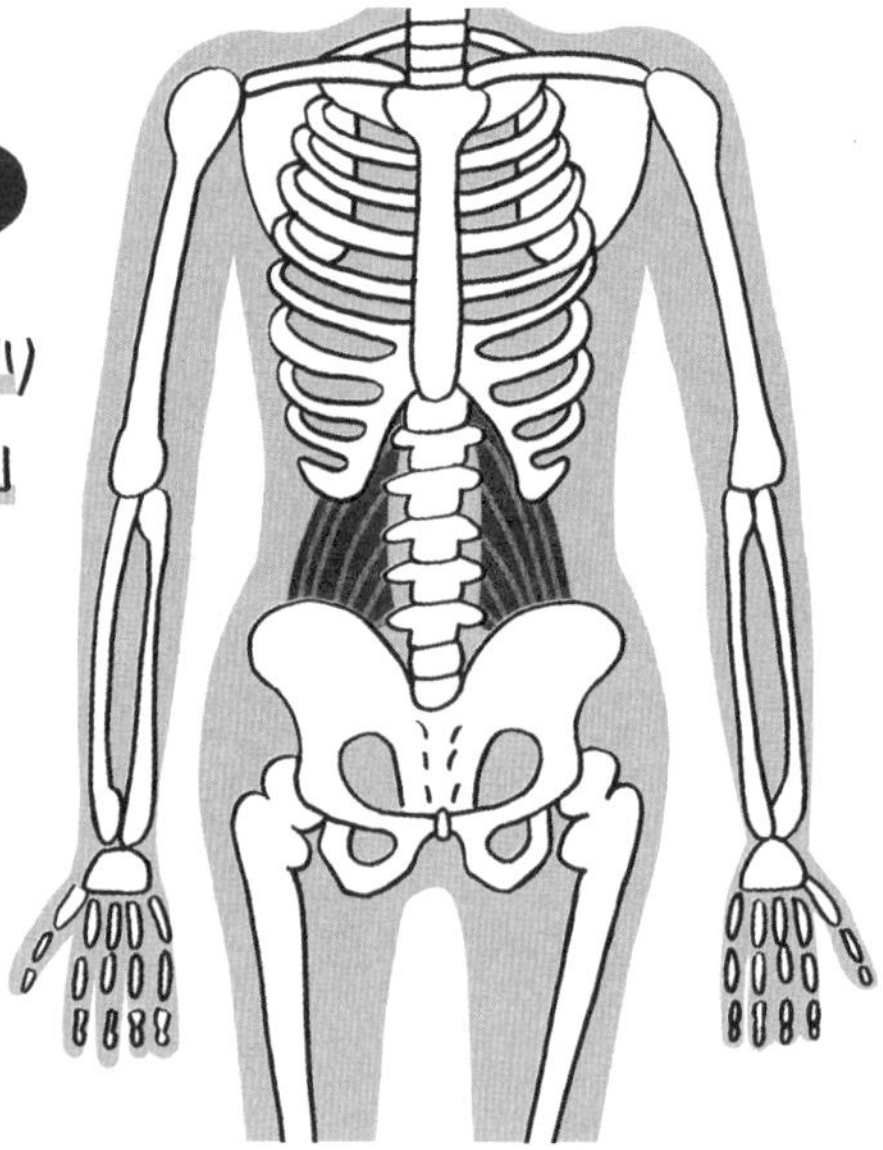

MUSCLE POINT!

腰を左右に動かす筋肉。硬くなると、「腰が張っている」感覚が出てくる

腰方形筋《ようほうけいきん》は、骨盤と腰椎《ようつい》（背骨の下部）を結ぶ筋肉で、体のかなり奥のほうにあります。

腰に張りを感じたとき、指で押すと一瞬ラクになるが、すぐに違和感が戻ってきてしまう。そんな方は、腰方形筋がコリ固まっているかもしれません。

腰方形筋には、腰椎の動きをサポートする役割があります。そのため硬くなると、左右の足の可動域に差が出たり、それがもとで背骨が大きく曲がってしまったりといった弊害が生じます。

さらに、腰椎から上の胸椎、頸椎などと、上半身の筋バランスにも悪影響が出ます。**腰方形筋の硬さが骨盤の動きを悪くし、それが全身に影響を与えてしまう**のです。

腰方形筋は指で押すだけではケアできない筋肉です。ストレッチでしっかり伸ばしてあげましょう。

## 力むと伸びないので、リラックスが大事

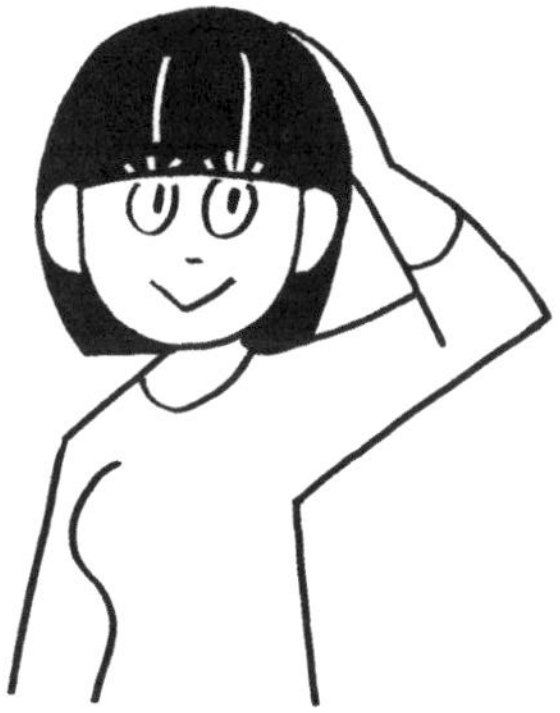

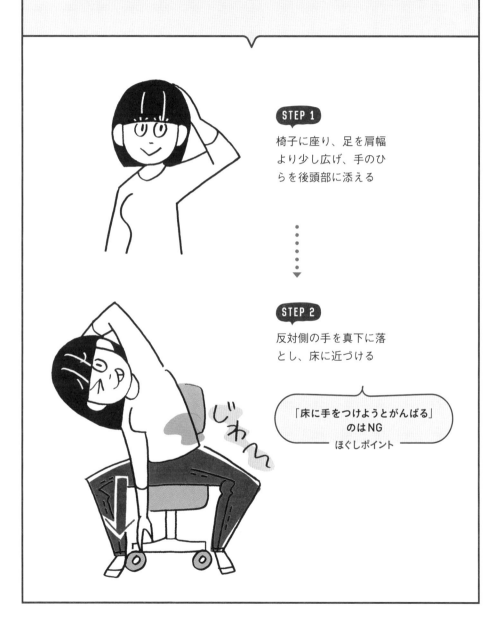

**STEP 1**

椅子に座り、足を肩幅より少し広げ、手のひらを後頭部に添える

**STEP 2**

反対側の手を真下に落とし、床に近づける

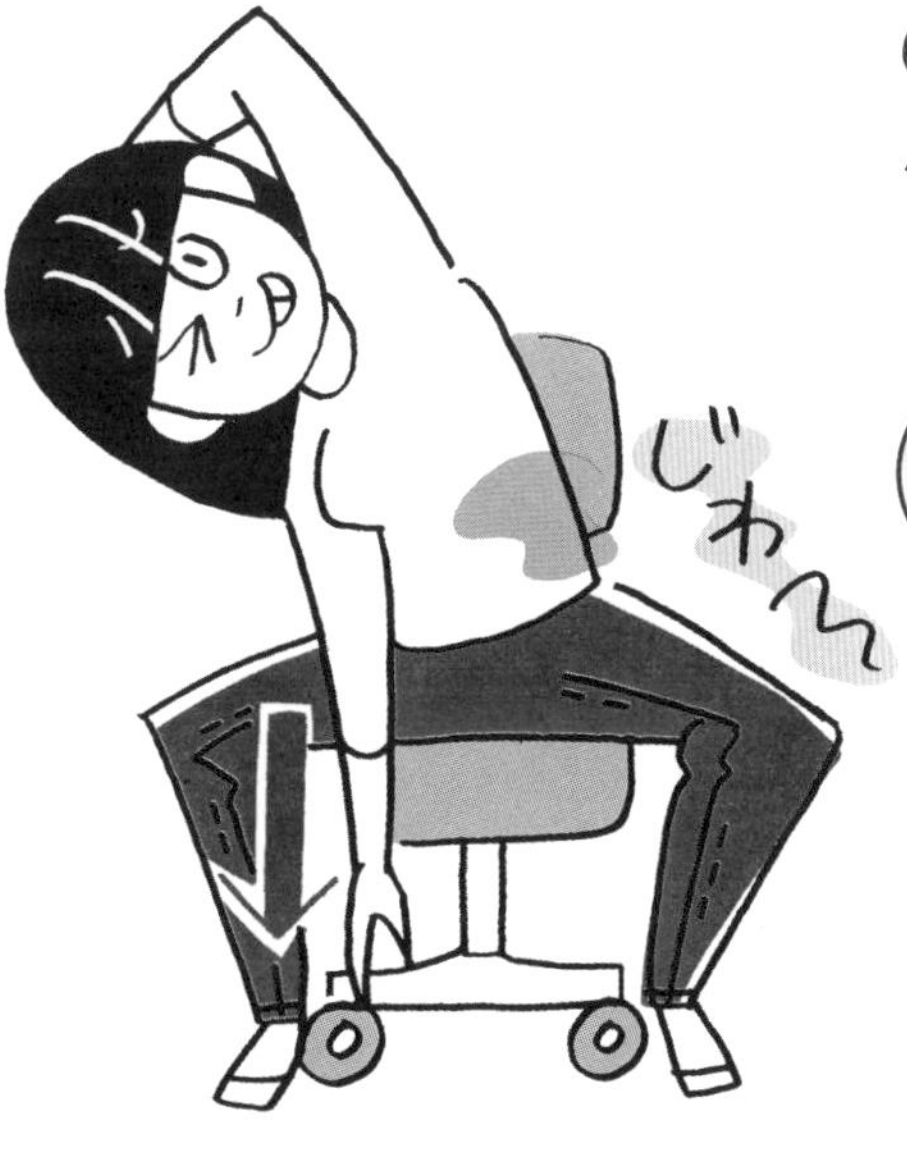


「床に手をつけようとがんばる」のはNG

ほぐしポイント

「腰やお尻がしびれる」と感じたら、このストレッチ

# お尻や太ももの嫌な痛みをとる

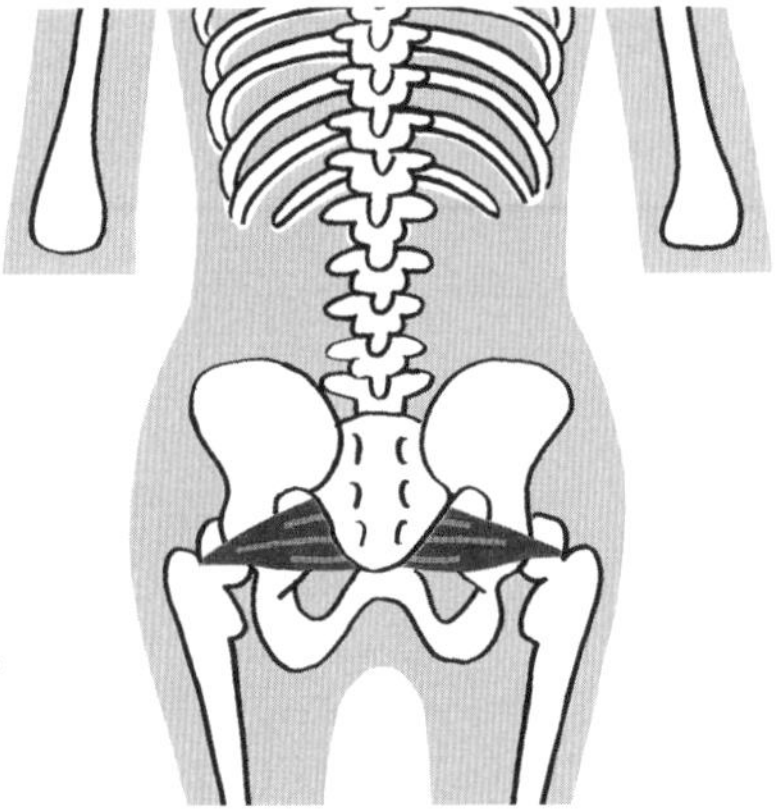

りじょうきん

## 梨状筋

体をひねる動きを全面サポート

MUSCLE POINT!

股関節を外にひねる筋肉。お尻の深い部分にあり、伸ばしにくいので、硬くなりがち

梨状筋《りじょうきん》はお尻の深い部分にある筋肉で、体を安定させながら足を動かしたり、股関節を外にひねったりといった動作を担います。

**座り仕事が長く続くと、お尻に圧力がかかり続け、梨状筋が硬くなり、張りや痛みが出てきます。**

「坐骨神経痛」をご存じですか。腰やお尻、太ももなどに生じる痛み・しびれのことです。腰から足にかけて伸びている「坐骨神経」が刺激されることで起きます。坐骨神経痛の原因はさまざまで、特定は難しいのですが、この梨状筋も原因のひとつです。

坐骨神経は梨状筋の下を通っているため、梨状筋が硬くなると圧迫され、坐骨神経痛になるのです。

すでに「腰やお尻がしびれる」といった痛みが出ている場合は、慎重にストレッチしながら、痛みを和らげていきましょう。

## 慣れない動きをするので、無理は禁物。慎重にゆっくり

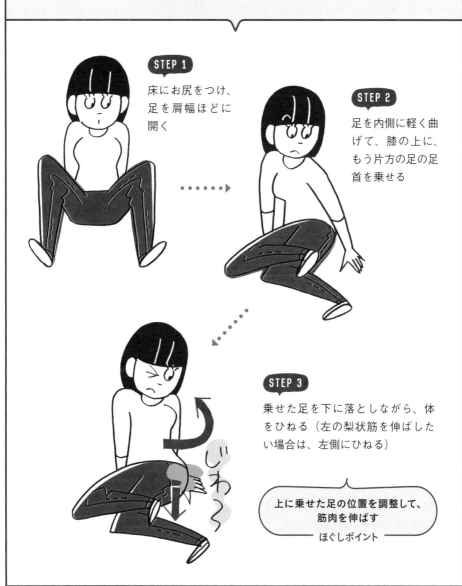

STEP 1

床にお尻をつけ、足を肩幅ほどに開く

STEP 2

足を内側に軽く曲げて、膝の上に、もう片方の足の足首を乗せる

STEP 3

乗せた足を下に落としながら、体をひねる（左の梨状筋を伸ばしたい場合は、左側にひねる）

**上に乗せた足の位置を調整して、筋肉を伸ばす**

ほぐしポイント

「歩くだけで膝が痛い」と感じたら、このストレッチ

# 膝と腰の痛みを同時に解消！

MUSCLE POINT!

膝や股関節を曲げる筋肉。大きな筋肉なので、硬くなったときの弊害を感じやすい

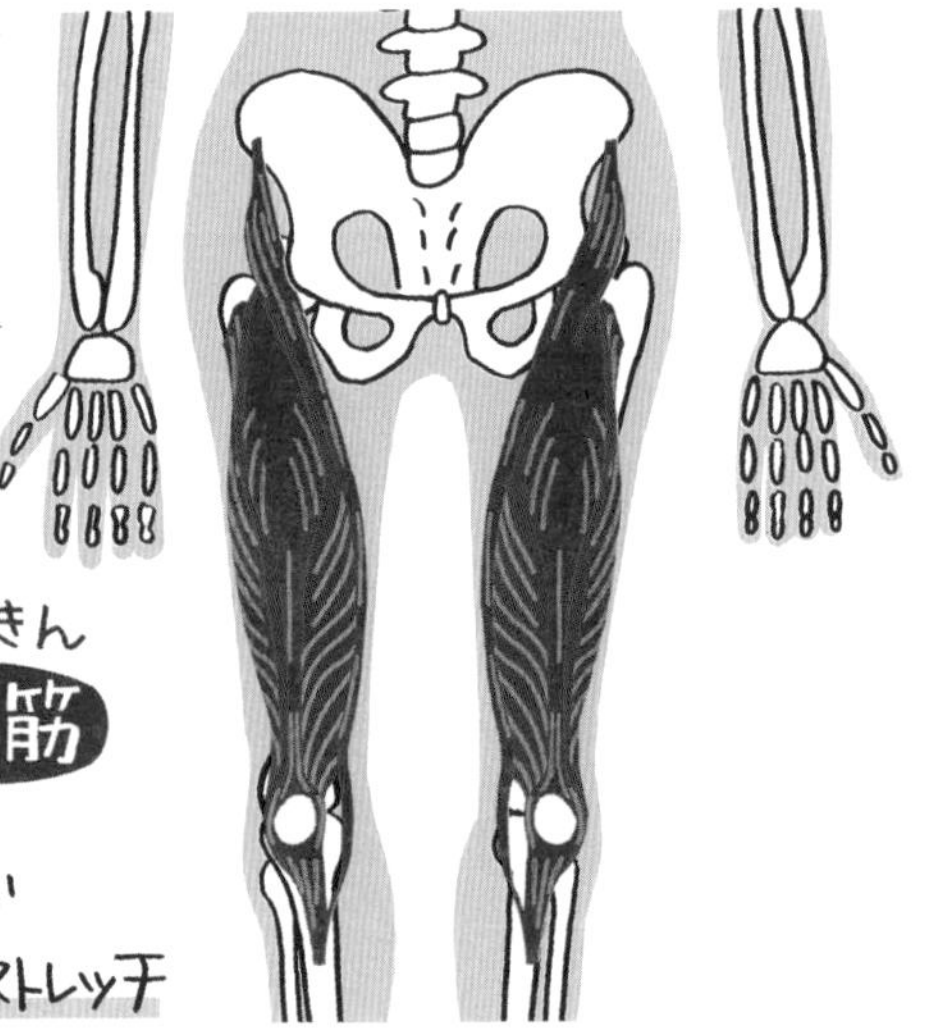

だいたいしとうきん
大腿四頭筋
膝が痛いなら、
この筋肉からストレッチ

「膝が痛い」と訴える人には2パターンあります。日ごろから運動をしていて、膝を酷使しているために痛みを覚える人と、日ごろ膝をまったく使っていないために、歩くだけで痛みを覚える人です。

ここではもちろん、後者にスポットライトを当てて話を進めます。

膝関節を伸ばすときに活躍するのが、前ももの筋肉である大《だい》腿《たい》四《し》頭筋《とうきん》です。座り仕事が続くと硬くなり、膝関節の可動域を狭めます。

すると、膝関節の動きが不安定になり、**クッションの役割を果たす軟骨が傷つき、膝の痛みとして表れる**のです。加えて、大腿四頭筋が硬くなると、骨盤が前傾し、「反《そ》り腰」になります。腰に強い負担がかかり、お腹がぽっこりと出てしまうので、ストレッチでほぐしてあげましょう。膝と腰の痛みを同時に解消します。

# 倒れないように徐々に体重をかける

ほぐしポイント

「足を引っ張る」のではなく、「腕を前に引く」ようにする

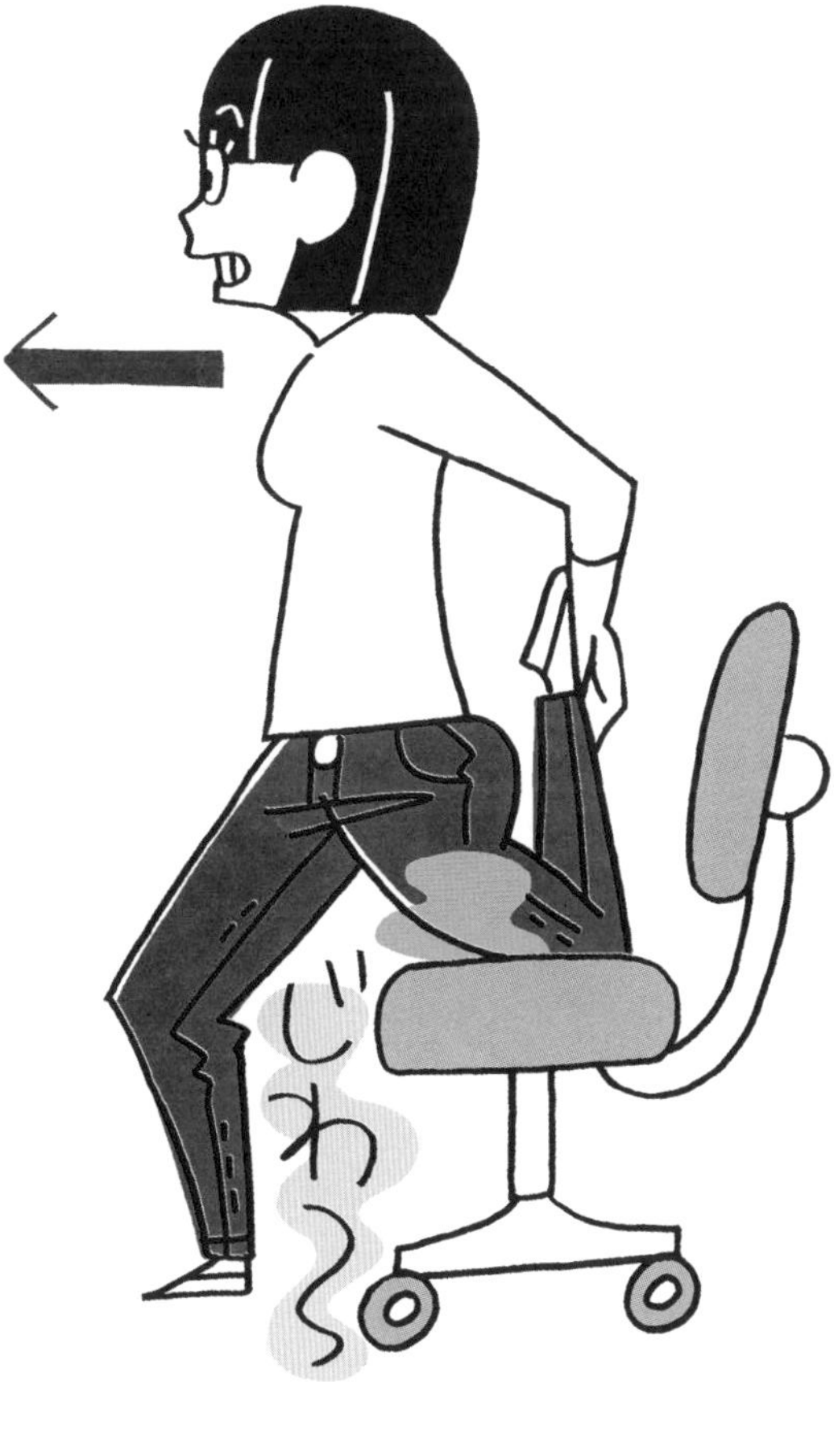


STEP 1

膝を椅子の上に乗せる

STEP 2

足首をつかみ、そのままゆっくりと体重を前にかける

「座りっぱなしで足がむくんでいる」と思ったら、このストレッチ

# パンパンになった足のむくみがすぐとれる

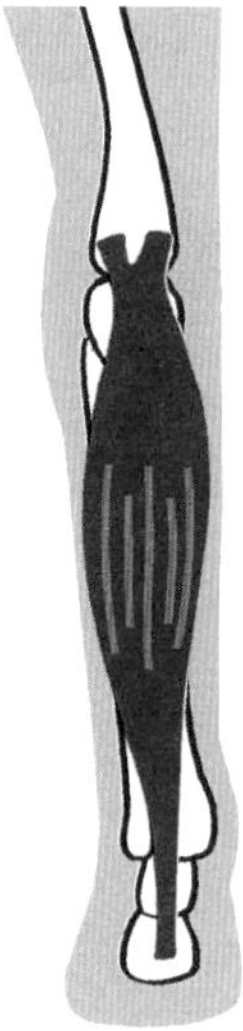

腓腹筋《ひふくきん》

しっかり伸ばして「むくみ」を解消!

MUSCLE POINT!

腓腹筋は足の血液を心臓に送り返す役割がある。座り仕事はもちろん、立ち仕事でも硬くなる

ふくらはぎは「第二の心臓」と呼ばれます。

ふくらはぎにある腓腹筋《ひふくきん》がポンプのように膨らんだり縮んだりして、下半身の血液を心臓に送り返す役割を果たすためです。

しかし座り仕事が続くと、腓腹筋が硬くなってきます。するとポンプ機能も落ち、足の血流も悪くなってしまいます。

血流が悪くなると、血管が炎症を起こし、血管の外に水分が出ます。

これがむくみの原因となるのです。

**ふくらはぎのむくみ**は、スタイルが悪く見えるだけでなく、**血液の循環が悪くなっているサイン**でもあるのです。簡単なストレッチで解決できます。また、デスクの下で足を伸ばしたり、つま先を上げたりするのも、むくみ防止には効果的です。

# 仕事中はとても硬くなっているので、ゆっくり伸ばす

**STEP 1**

痛みを感じないぐらいまで大きく前後に足を開く。前の足、後ろの足ともに、足の裏はピッタリ床につける

**STEP 2**

そのまま体をゆっくり前に倒し、後ろの足の筋肉が伸びたところでストップ

後ろの足のかかとを浮かせないように注意する

ほぐしポイント

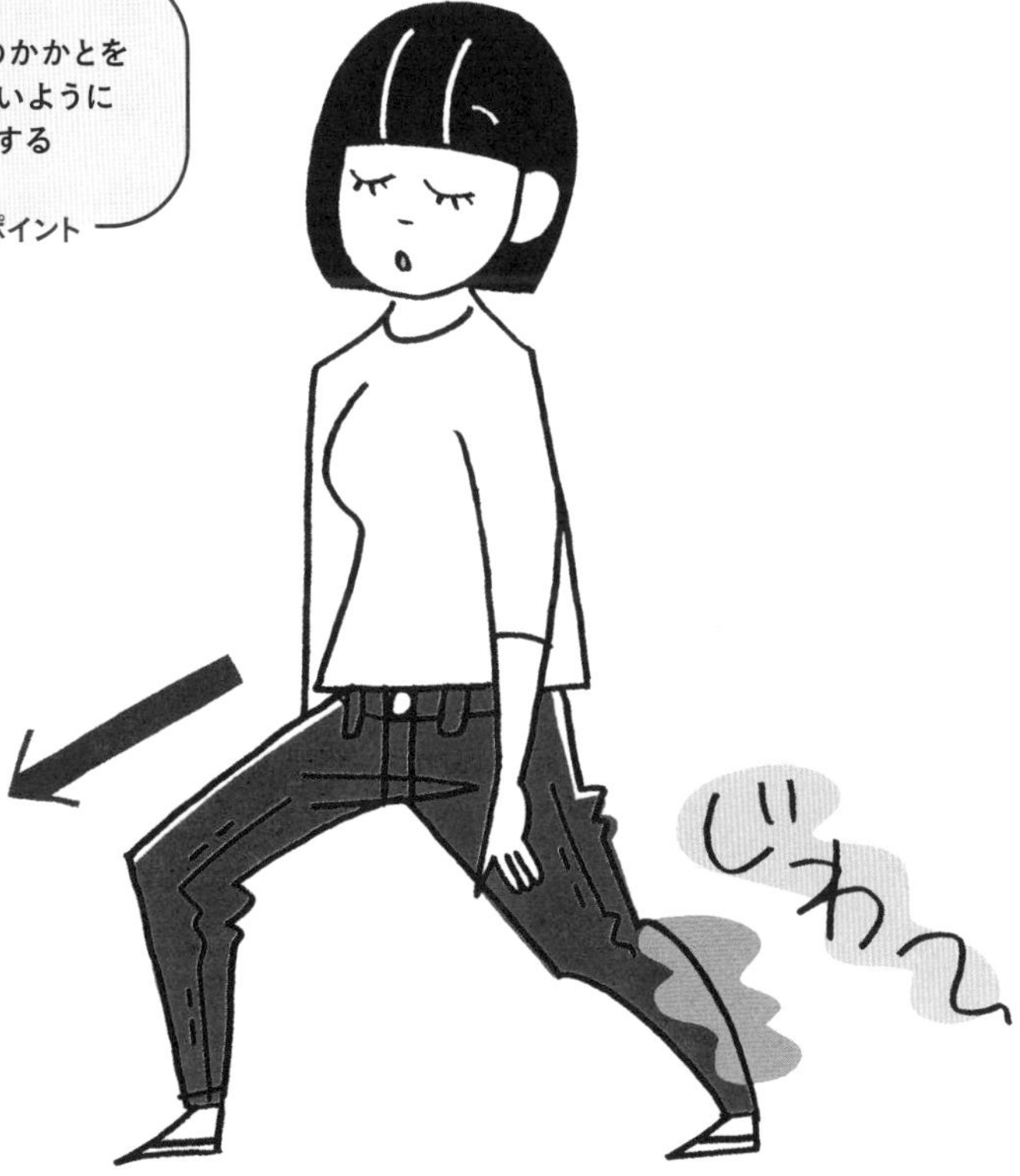

「足元が冷たい」と思ったら、このストレッチ

# 足の冷えがなくなり、ポカポカに

足元の冷えは、血流が悪くなることで起こります。しかしこれは、必ずしも「不健康」ばかりが原因ではありません。

人間の体は気温が下がると、心臓・肝臓などの重要な臓器に血液を集め、体温を維持しようとします。すると必然的に、手や足の末端に血液がめぐらなくなり、冷えとなって表れるのです。

そこでほぐしたいのが前脛骨筋《ぜんけいこつきん》。「すね」の筋肉です。**ここが硬いと、前項で紹介した腓腹筋（ふくらはぎの筋肉）も動きにくくなり、体の血のめぐりが悪くなります。**

ふだんは意識しない筋肉ですが、足首の曲げ伸ばしを担当する重要な部位。伸ばしたことがないと、伸びた感覚がわかりにくいので、まずはお風呂上がりに試してみてください。

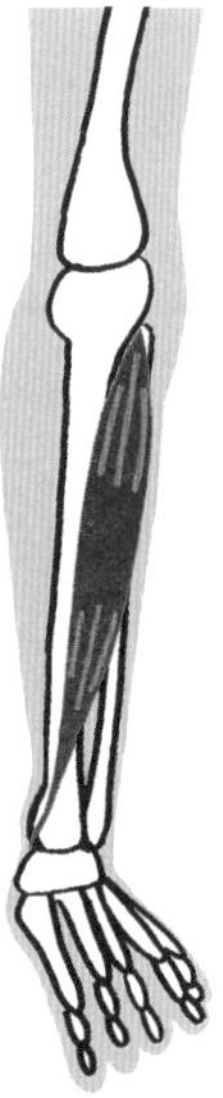

ぜんけいこつきん

## 前脛骨筋

しっかり伸ばして体をポカポカ温める

MUSCLE POINT!

足首を曲げる「すね」の筋肉。日常生活で伸ばすことはほぼないので、硬くなっている

# すねの横側をじんわり伸ばす

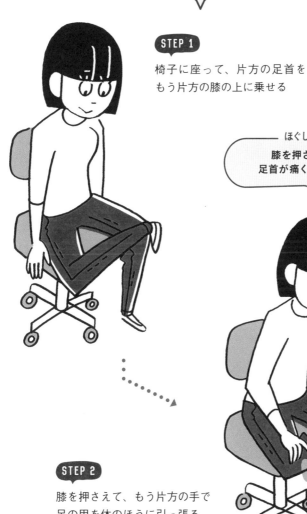

STEP 1

椅子に座って、片方の足首を
もう片方の膝の上に乗せる

ほぐしポイント

**膝を押さえないと、
足首が痛くなるので注意**

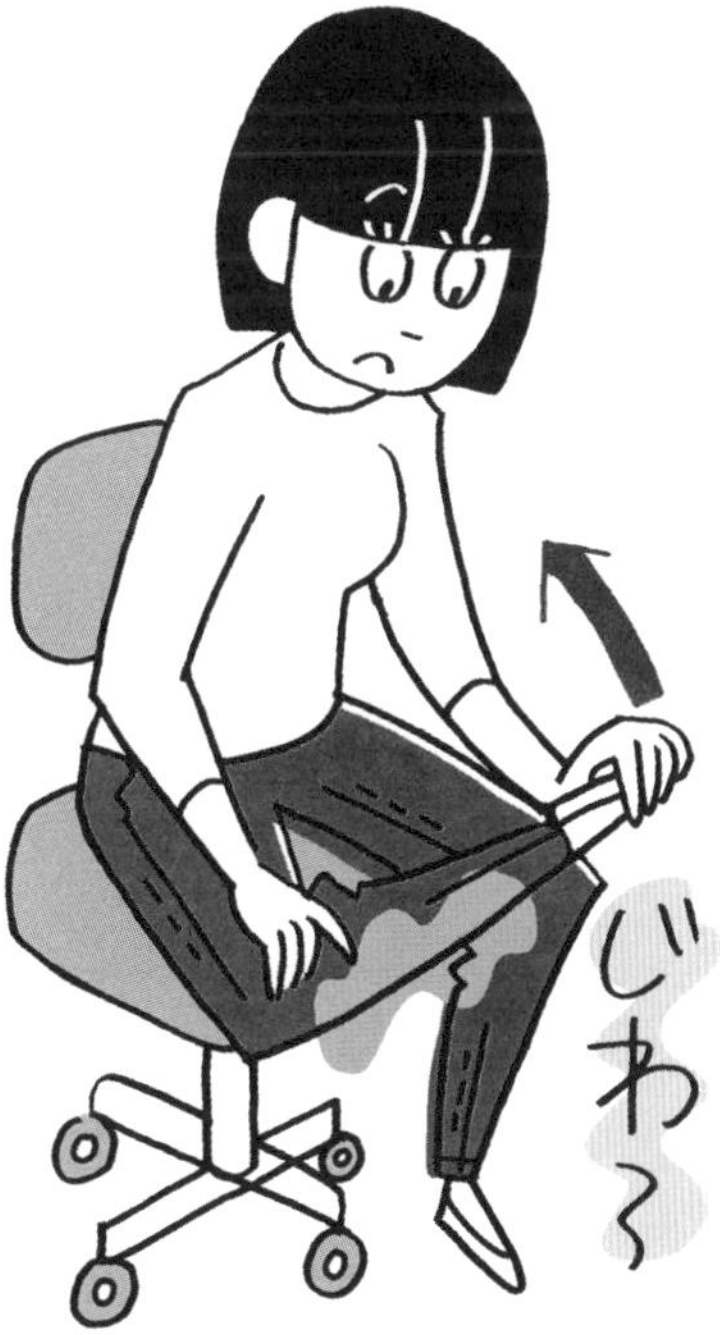


STEP 2

膝を押さえて、もう片方の手で
足の甲を体のほうに引っ張る

「歩くときにお尻が張る」と思ったら、このストレッチ

# まっすぐ力強く歩けるようになる

ちゅうでんきん
**中臀筋**

しっかり伸ばして
骨盤を補強

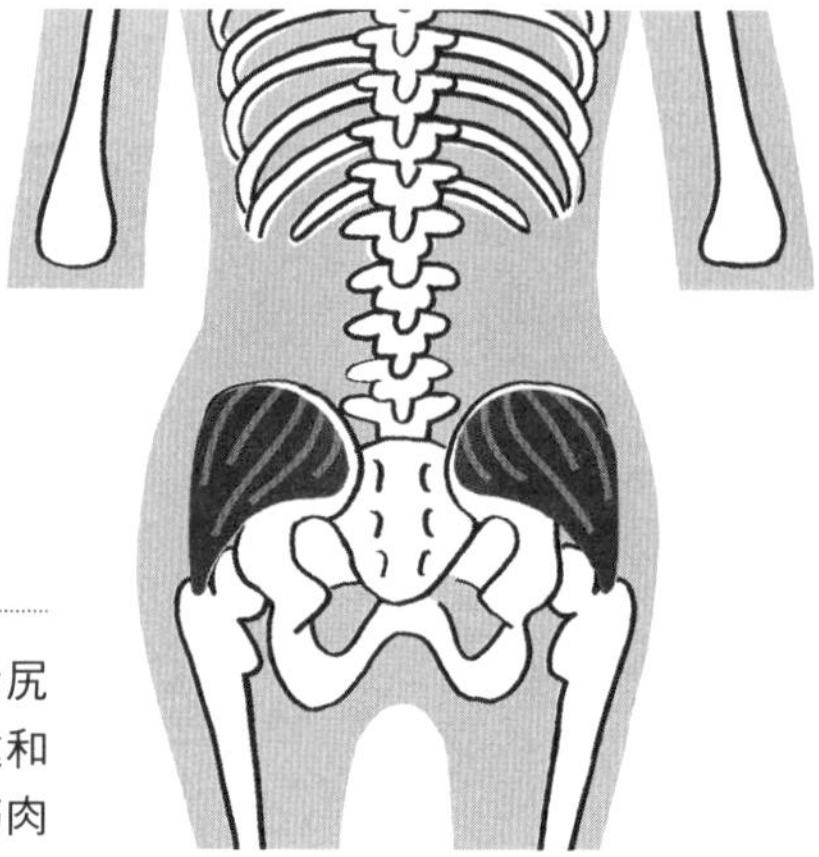

MUSCLE POINT!

歩行をサポートするお尻の筋肉。歩くときに違和感があったら、この筋肉を伸ばす

中臀筋《ちゅうでんきん》は骨盤と太ももの骨を結ぶお尻の筋肉。股関節を動かして足を開いたり、膝を器用に動かしたりするのを助けます。

私たちは歩くとき、片足立ちになる瞬間があります。例えば、右足を前に出すとき、左足は地面についていますよね。このとき中臀筋がバランスをとってくれているのです。

しかし**中臀筋が硬くなれば、このバランスをとる機能が弱くなり、足や膝の可動域が狭くなります。**

さらに、歩くときに骨盤が常に下がるようになり、歩き方がおかしくなったり、左右の筋バランスが崩れてしまったりという弊害も出るのです。

座り仕事で硬くなりやすく、ケアしにくい筋肉ですが、しっかりほぐしましょう。骨盤が安定し、歩くのがラクになります。

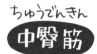

# 体をしっかりひねると、よく伸びる

STEP 1

仰向けに寝て、片方の足を上げる

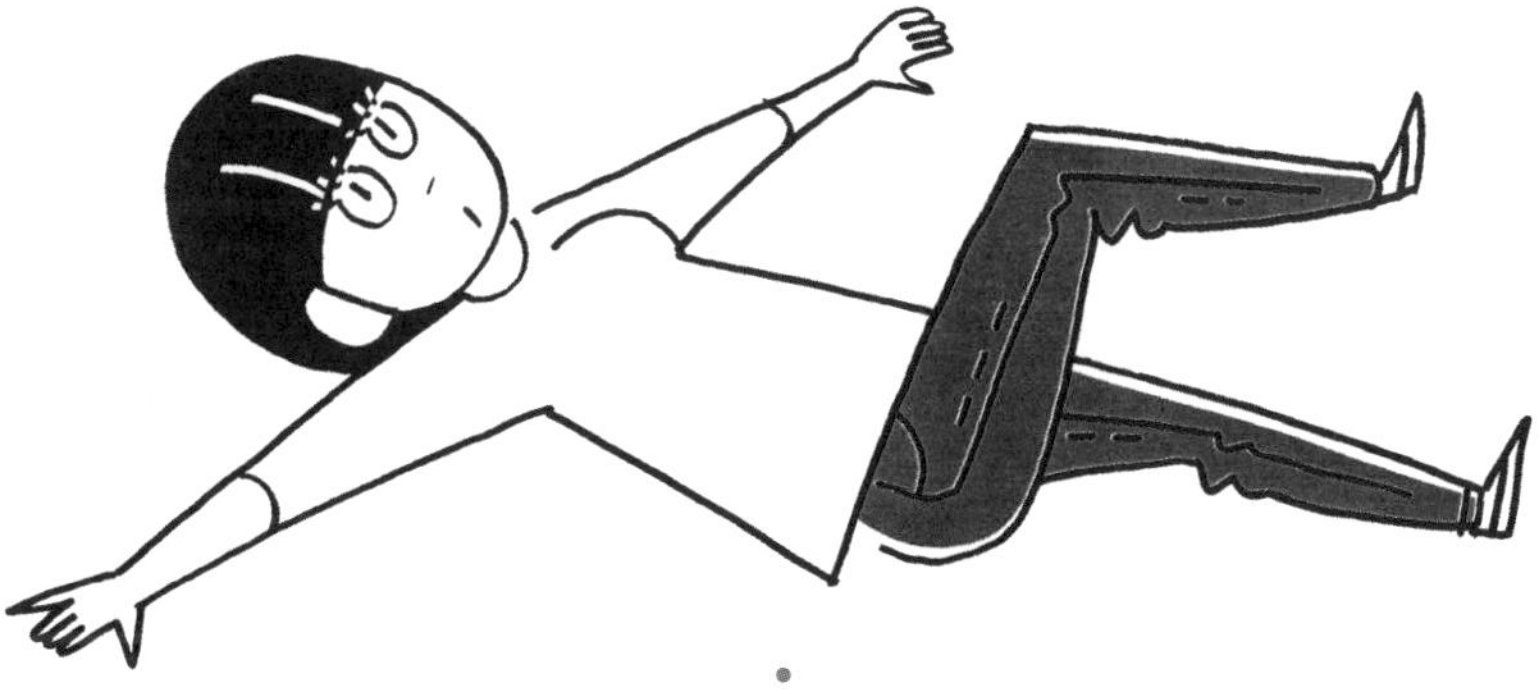

STEP 2

上げた足の膝を押さえ、足をクロスさせるように体をひねり、膝を床に近づける

ほぐしポイント
両肩は浮かさず、床につけたまま

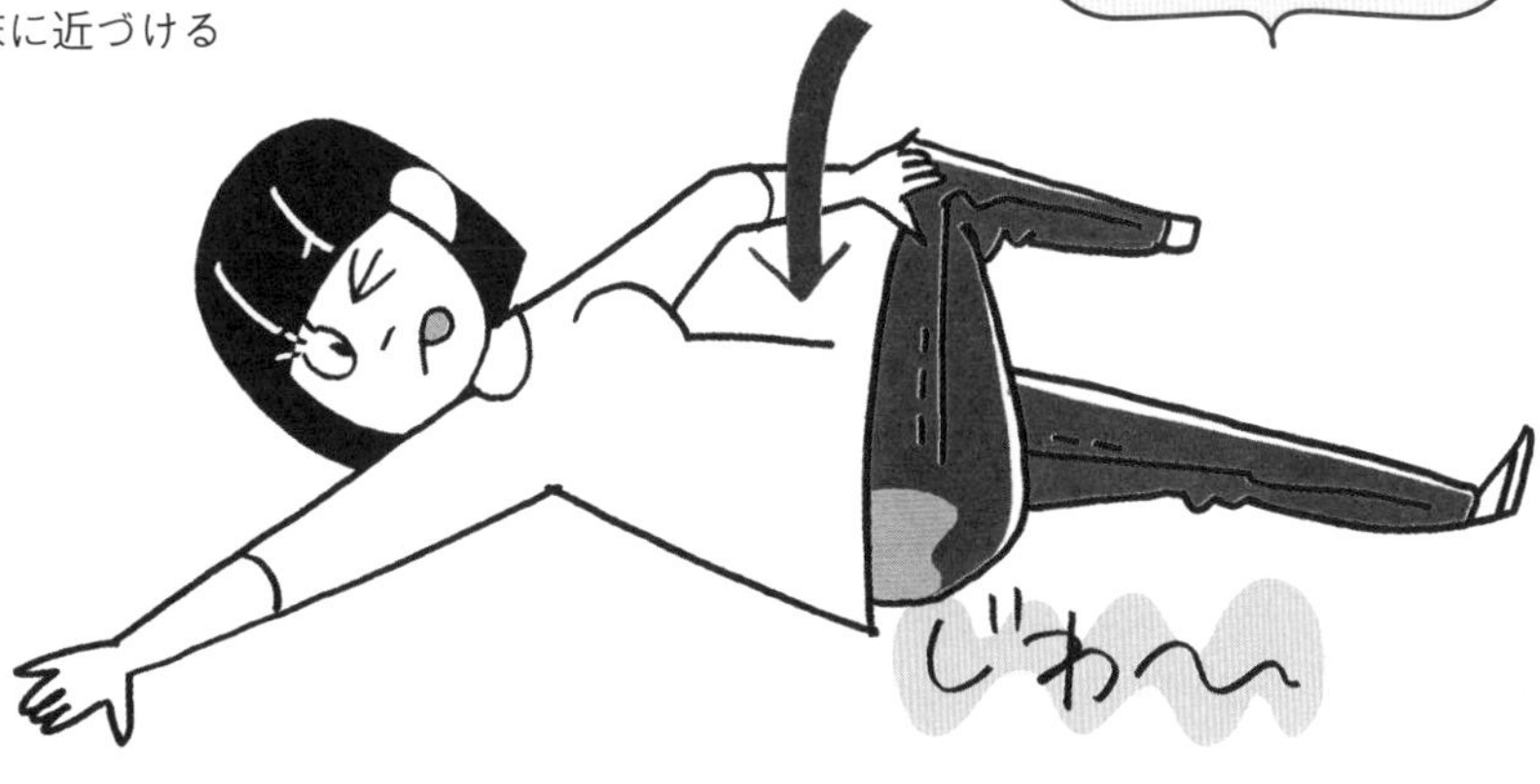

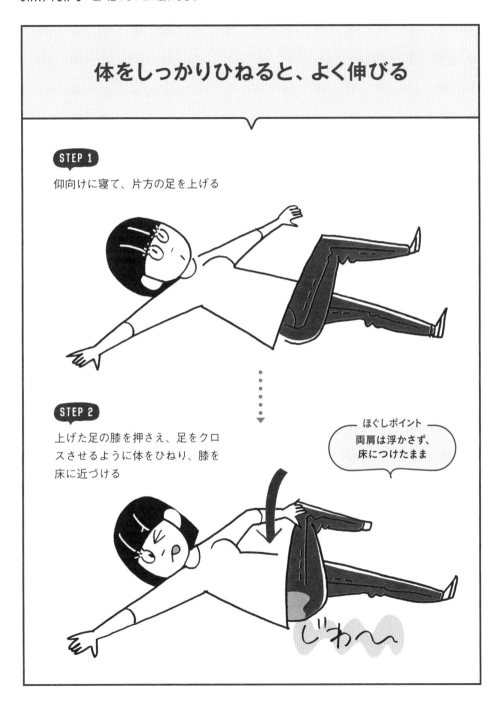

# 「足のつけ根に違和感がある」と思ったら、このストレッチ
# 膝がぐんぐん上がって、歩くのがラクになる

ちょうようきん
腸腰筋

硬くなると、膝が上がらなくなる

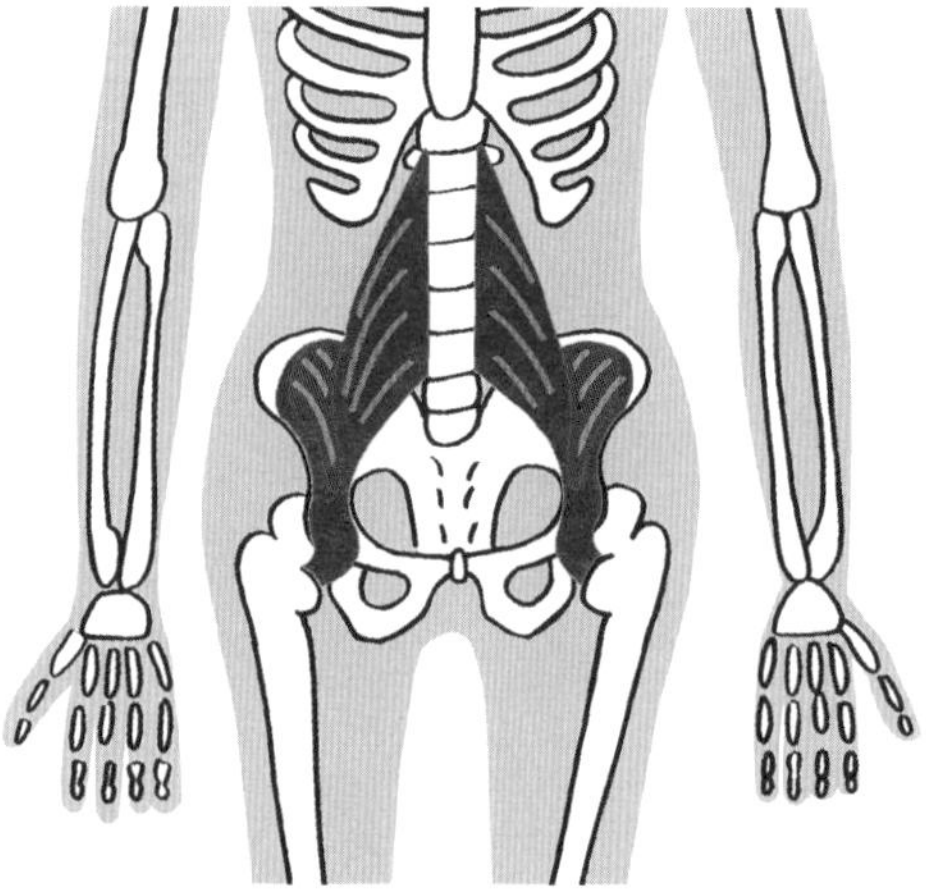

MUSCLE POINT!

足を振り出す動作をサポート。身体の奥深くで股関節と腰を結ぶ筋肉

何もないところでつまずく。今までそのようなことがなかった人にとっては大変ショックですが、原因は「老い」ばかりではありません。

腸腰筋《ちょうようきん》が硬くなっているために、股関節の可動域が狭くなり、膝が上がりにくくなったことが原因のひとつに考えられます。

腸腰筋の役割は、股関節を曲げたり、背骨のS字をキープすることです。

腸腰筋が硬くなったまま放置していると、何もないところでつまずくばかりでなく、**膝が「曲がった状態」でキープされるようになり、次第に腰が曲がってきます**。今度こそ本当に「老い」を体現するスタイルになってしまうのです。

体を思うように動かし続け、若々しい体を維持するためにも、腸腰筋をしっかり伸ばしましょう。

## がんばりすぎると、股関節を痛めるので注意

ほぐしポイント

体の奥にあるため
「伸び」を自覚しにくい
筋肉ですが、この動作で
しっかり伸びる

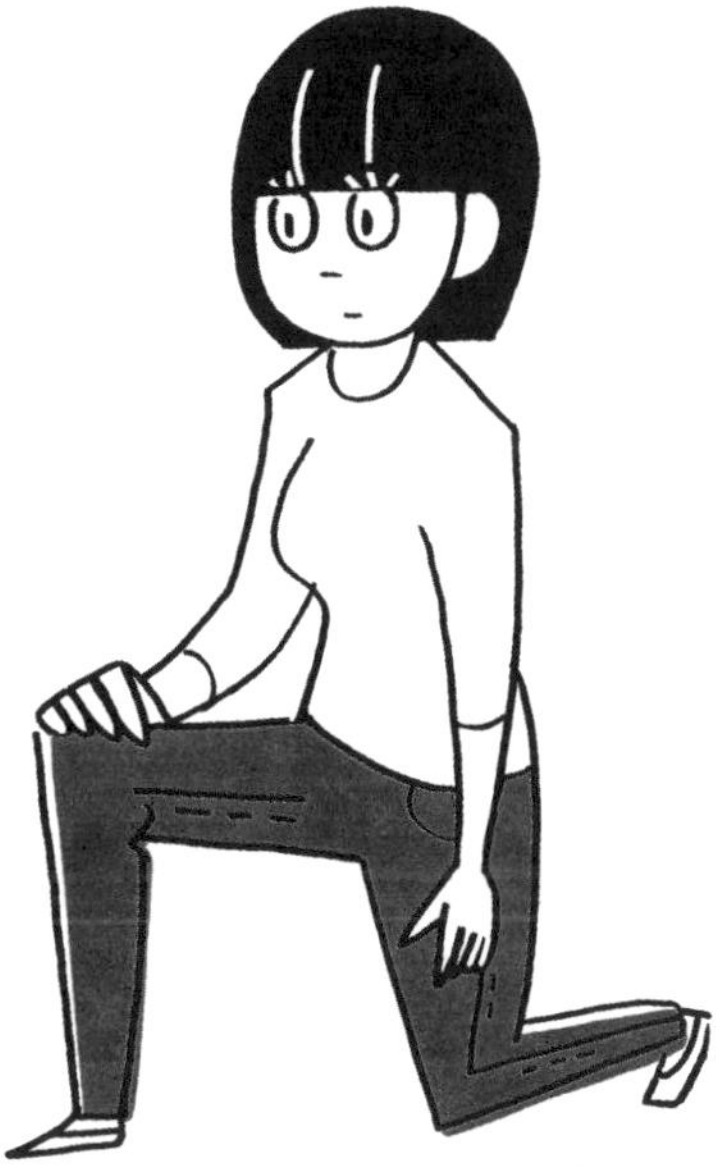

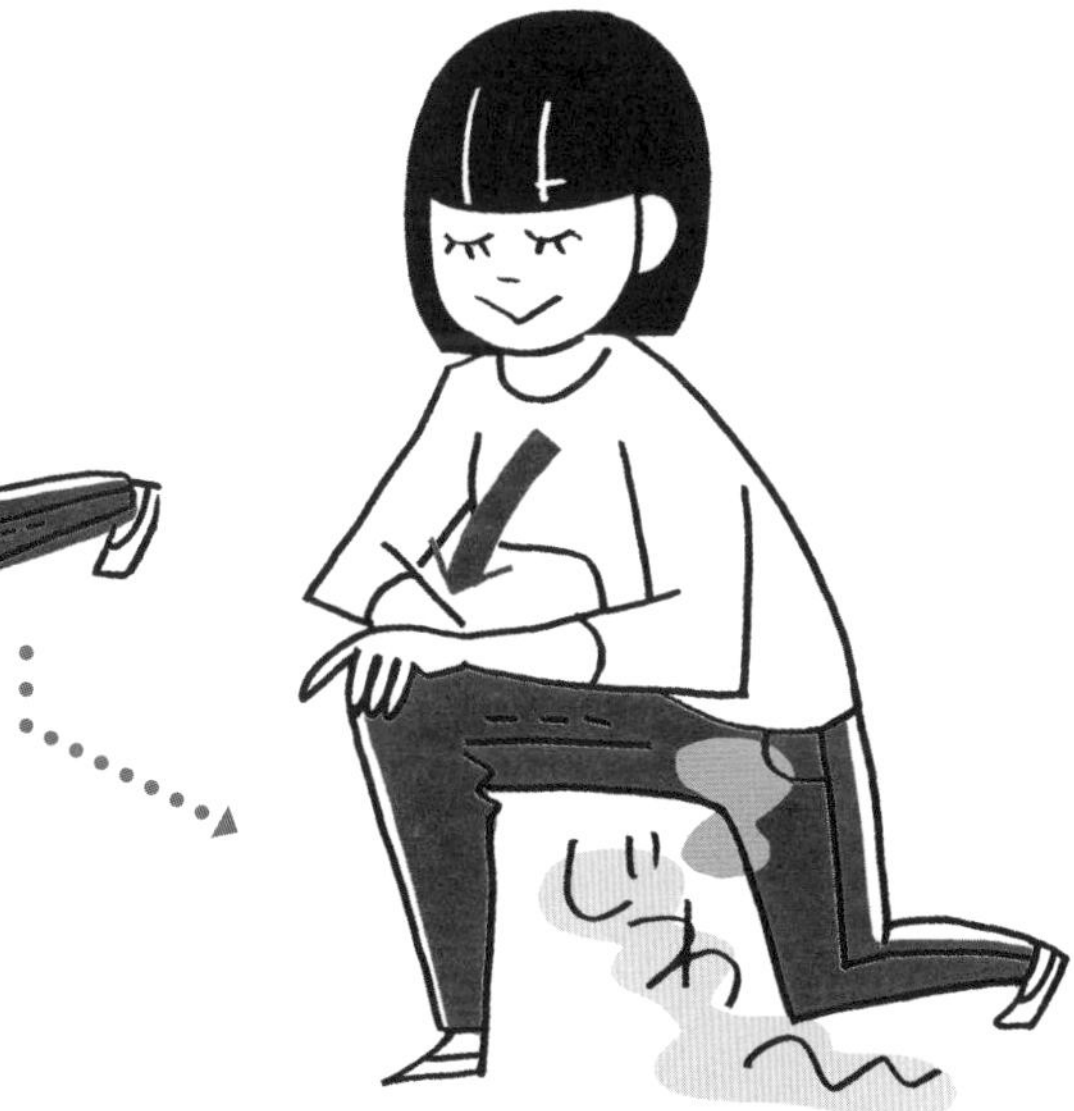


**STEP 1**

痛みを感じない程度に、
足を大きく前後に開き、
後ろ側の足の膝をつけ、
太ももを伸ばす

**STEP 2**

上半身を起こし、両手
を前の足の膝の上に添
える

**STEP 3**

顔は正面を見たまま、
ゆっくりと体を前に
倒す

COLUMN

## イライラしたらストレッチ

ここまで一貫して、疲れや張りを解消すべく、「コリ固まった筋肉」をストレッチで伸ばし、ほぐしてきました。

しかしストレッチの効果は、筋肉をほぐすだけにとどまりません。どうしようもないイライラや気の滅入りを解消することもできます。

つまり、メンタル面の「コリ固まり」も解消する効果があるのです。

ストレッチをすると、体をリラックスさせてくれる「副交感神経」が優位になり、オキシトシンというホルモンが分泌されます。

オキシトシンは別名「幸せホルモン」と呼ばれ、人に多幸感を与えます。ストレッチには自律神経を整えたり、うつを改善したりする効果も見込めます。

ストレスを感じたときは、ものに当たったり誰かにぶちまけたりする前にストレッチをし、自分の体と向き合ってみましょう。

本書で紹介してきたストレッチなら何でも大丈夫です。やりやすいもの、気持ちよさを感じるものから試してみてください。穏やかにストレスを解消することができるでしょう。

# CHAPTER 4

# 座り仕事の疲れを「予防」するコツ

1日中前かがみになっていませんか?

# ノートパソコンの使用は控える

座り仕事で、ノートパソコンが不可欠なことは重々承知しています。

しかしそれでも、ノートパソコンの使用は控えてください。

ノートパソコンはデスクトップパソコンと比べ、機動力に優れています。そのため、会議や打ち合わせで使われています。

しかし、デスクトップパソコンの画面に比べ、**ノートパソコンの画面は低い位置にあるため、前傾姿勢が深くなりがち。猫背・巻き肩を助長**してしまいます。

さらに、34ページで話したように体をひねる動作を誘発することにもなり、背骨や骨盤がゆがみます。

私のもとには、猫背や巻き肩が悪化しすぎて、首がにょきっと前に出てしまっている人も大勢訪れます。話を聞くと、1日中、ノートパソコンで仕事をしているとのこと。

時代に逆行するようですが、「仕事はデスクトップパソコンに限る」「自分のデスク以外ではパソコン仕事をしない」が、疲れにくい体をつくる秘訣なのです。

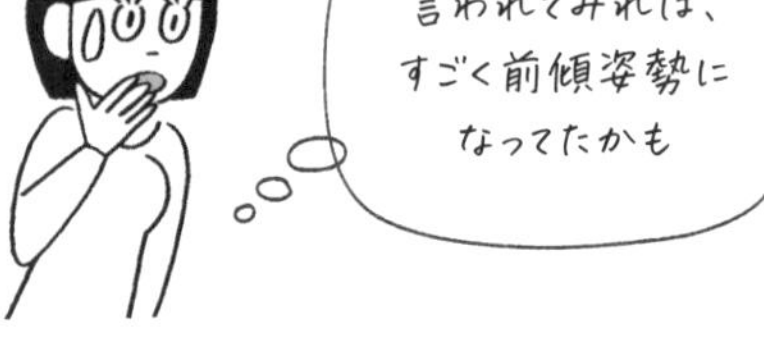
言われてみれば、
すごく前傾姿勢に
なってたかも

## ずっと同じ姿勢をキープしていませんか？

# 椅子の高さは頻繁に変える

仕事で使う椅子の高さを頻繁に変えましょう。できれば1時間ごとに。理想をいえば、数十分ごとに細かく変えてほしいです。

私自身、かつてデスクワークをしていたときは、椅子の高さを変える大切さに気づいていませんでした。「ベストだ」と感じる高さに椅子を調節して仕事を始めたはずなのに、1時間もすると腰に張りを感じる。「なぜだろう」と思っていたものです。

それは「姿勢をキープし続けている」からです。

時間が経てば経つほど筋肉は硬くなり、痛みを感じるようになります。数十分ごとに**椅子の高さを変え、姿勢を少しずつ変えることで、腰の疲れを和らげることができます**。

もしも、高さの調節が利かない椅子で仕事をしなければならない場合は、何でもいいのでクッションを敷いてください。クッションをお尻の下に敷いたり、外したりすれば、必然的に腰の高さが変わり、姿勢も変わります。

大切なのは「座る姿勢を頻繁に変え、同じ筋肉を使い続けるのを避けること」です。

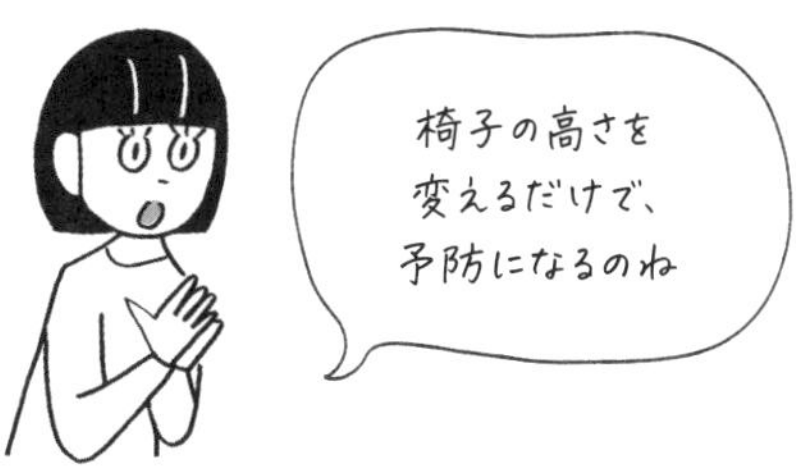

## 骨盤「だけ」をケアしていませんか？

# 骨盤矯正クッションがダメな理由

前項では、高さの調節ができない椅子を使っている人に向けて、クッションの活用をお勧めしました。

しかし中には、使ってほしくないクッションもあります。

それは、腰まわりをガッチリ固める「骨盤矯正クッション」。このクッションの謳《うた》い文句は次のようなものです。

「筋肉に負担がかかるのは、骨盤が本来の位置からずれているから」

「骨盤がずれないように、腰まわりをガッチリ固める」

「これで体が疲れにくい姿勢をラクに維持できる」

確かにそうなのですが、問題は「その後」なのです。

腰まわりをガッチリ固めると、自動的に背骨や股関節も固定されます。となると、つまりこれはこれで「座る姿勢を一定にキープし続ける」わけです。

**腰まわりの負担は一時的に軽くなっても、長期的には、体のほかの部分に負担がかかります**。

時間を忘れて集中しやすい仕事中に「骨盤矯正クッション」を使うのは、避けたほうが無難です。

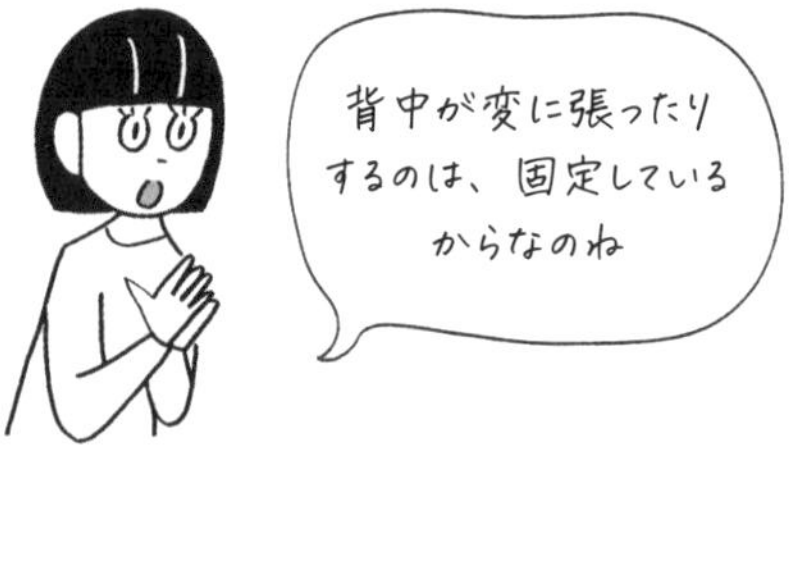
背中が変に張ったりするのは、固定しているからなのね

## 自己流の筋トレをしていませんか？

# 筋トレしすぎも危険

「運動不足解消のために、筋トレをしよう」

そんな意気込みは素晴らしいのですが、始める前に、筋トレのリスクも知っておいてください。

張り切って筋トレをすると、筋バランスを崩したり、関節の可動域を狭くしたりと、体に痛みや張りが出てくることがあります。

「筋トレを始めよう」という意気込みそのままに、ウォーミングアップもせずに、いきなり負荷の高い筋トレを行った結果、筋肉が傷つくだけという人が意外に多いのです。

筋トレには「ウォーミングアップをして徐々に体の血流をよくして、少しずつ負荷の高いトレーニングに移り、徐々にクールダウン」というセオリーがあります。**無計画かつ過度な筋トレは、運動不足解消どころか、「疲れやすい体」を自らつくる**ことになりかねないのです。

本格的にトレーニングを始める場合は、トレーナーがついてくれるジムに通うのが賢明です。

自己流の「セルフ筋トレ」はやめましょう。

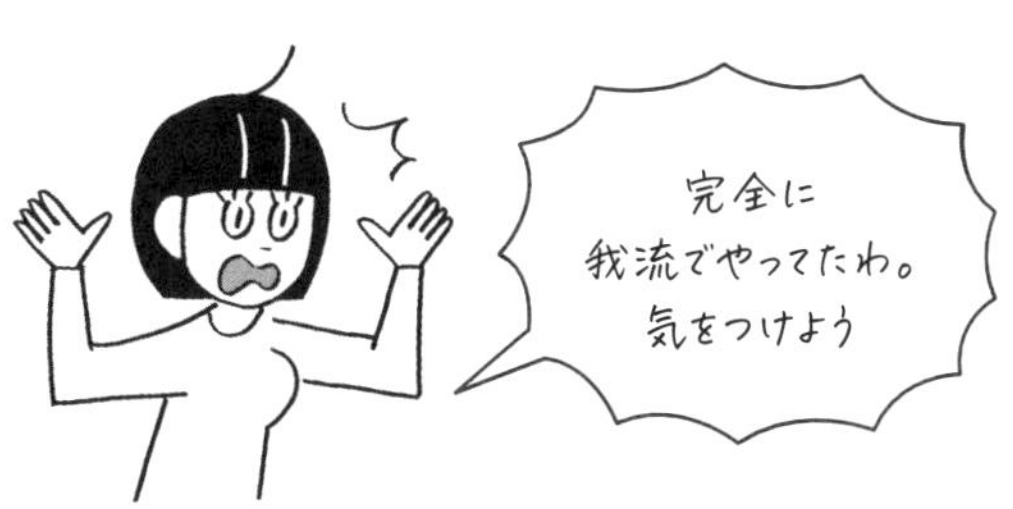

## 最近、運動をしていますか？

# 「ひと駅歩く」に満足しない

「日常的に運動をしていますか？」とお客さまに質問すると、「毎朝、会社の最寄りのひと駅前から歩いて通勤しているんです」と胸を張る人がいます。

確かに、まったく歩かないよりは、ひと駅分でも歩いたほうがいいでしょう。下半身の主要な筋肉を使うので、座り仕事でコリ硬まった筋肉にはとてもいい刺激になります。とはいえ、ひと駅分歩く程度では「運動」とは呼べません。

おじいちゃん、おばあちゃんが「ひと駅分歩いた」のであれば、立派な運動といえるでしょう。

しかし、働き盛りの30～40代がひと駅分歩くのを「運動」ととらえていたのでは、基準値が少し低いのではないでしょうか。

「毎朝、ひと駅分歩いて爽やかな気分になる」のと、「疲れにくい体をつくるために運動をする」のは別です。

**本書のストレッチを実践しながら、徐々に体を動かす時間を増やしていきましょう。**

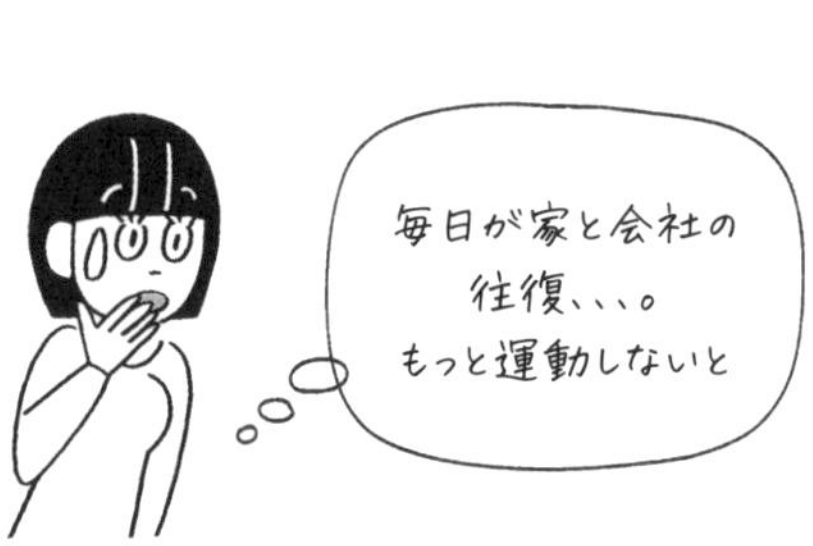

## 毎日、湯船につかっていますか？
# 夏場でもお風呂につかる

ひとり暮らしの男性の中には、「湯船につからず、シャワーだけ」の人も多いでしょう。

仕事で疲れて帰ってきた後で、湯船にお湯を張るのは面倒だという気持ちはわかります。

しかし体のケアを考えたら、湯船にしっかりつかるべきなのです。

体の「コリ」の根源は、血流の悪さにあります。

血流が悪くなるから、老廃物がたまりやすくなる。

老廃物がたまるから、筋収縮が起こる。

筋緊縮が肩コリや腰痛になる。

実にシンプルなメカニズムです。

**湯船につかるのは、血流をよくする最も簡単な方法**です。逆にいえば、「湯船につからない、日常的に運動もしない」では、血流が悪くなる一方。肩コリ・腰痛になりやすい体を自らつくっているようなものです。

夏でも、冬でも、忙しいときでも、余裕のあるときでも、1日の終わりにはゆっくり湯船につかりましょう。

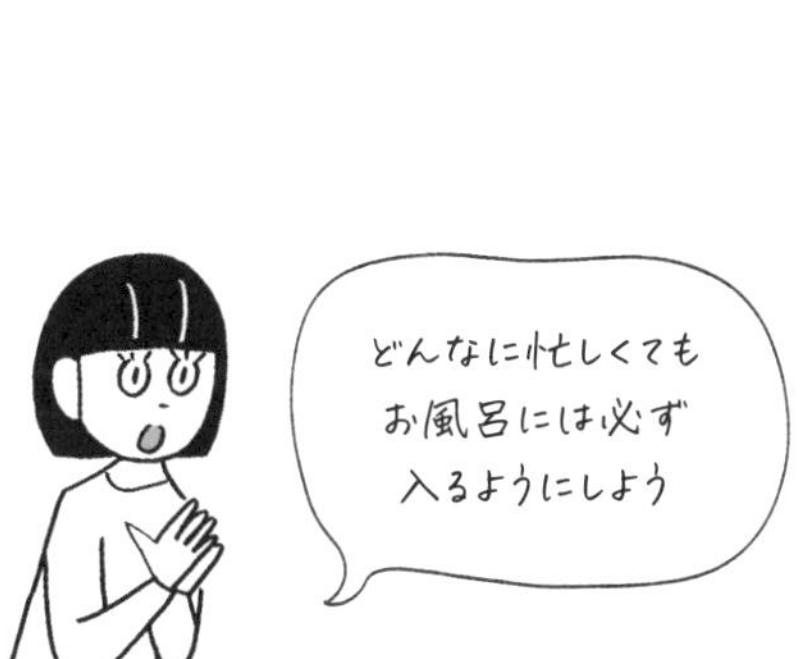
どんなに忙しくても
お風呂には必ず
入るようにしよう

おわりに

# 武道とストレッチの共通点

最後まで読んでいただき、ありがとうございました。

本書では27のストレッチを紹介しました。ふだん使わない筋肉が伸び、コリ固まった筋肉がほぐれる実感を得ることはできたでしょうか。

私は、9歳のときに習い始めた合気道をきっかけに、人間の体のしくみに強い関心を持つようになりました。

合気道は「自身の体」を合理的に使うことで相手を制する武術。理に適《かな》った体の使い方をすれば、自分より大きな相手も倒すことができる。決して体格に恵まれていなかった私は、合気道を磨いて勇気を得るとともに、「どうすればより合理的に体を使うことができるのか」を子どもながらに考え、研究を深めていきました。

ただ、「その研究」が「職業」に結びつくと気づかなかった学生時代の私は、一般企業に就職。しばらくはそのまま、平凡な日々を送っていました。そんなある日、バイク事故に遭ってしまったことで私の人生は一変します。幸いにも自宅療養ですみましたが、「この機会に、もう一度武道を始めたい」と思うようになりました。

体をメンテナンスできるお店を探す中で、あるストレッチ店と出合います。そこで受けた施術で、「体を合理的に動かす感覚」を思い出したのです。「この感覚を多くの人に届けたい」と思うようになり、会社を辞め、ストレッチトレーナーとしての道を歩み始めました。

「はじめに」で私は、「普通の体に戻してほしい」と訴えるお客さまの話をしました。合気道のおかげで、子どものころから体を動かすのが得意だった私も、バイク事故を経て「自分の体が思うように動かないつらさ」を味わいました。体に不調が起きたり、以前できていたことができなくなったりするのは本当に悲しいものです。

でも、安心してください。本書で紹介したストレッチを丁寧に行い、理に適った体の使い方・筋肉の動かし方をする時間を設ければ、必ず、人間本来の体の動きを取り戻すことができます。

これからもともに「ストレッチ習慣」を続けていきましょう。

2020年6月

ストレッチトレーナー　なぁさん（中田雄大）

［著者］

**なぁさん**

Nストレッチ代表　ストレッチトレーナー
９歳のときに習った合気道をきっかけに武術と人体のしくみに強い関心を持つようになる。「どうすれば合理的に体を使うことができるのか」を探求し、13歳から少林寺拳法を始め、17歳で高校日本一、大学では全日本３位となる。

大学卒業後は一般企業に就職。バイク事故に遭い、リハビリの一環で立ち寄ったストレッチ店の施術に感動。体を合理的に動かす感覚を思い出し、「この感覚をもっと多くの人に届けたい」と一念発起し、ストレッチトレーナーとしての道を歩み始める。「ストレッチは筋肉へアプローチするもの。筋肉の構造を完ぺきに理解することが必須」という思いから、独学で人体解剖学を学ぶ。

顧客の多くは、受付、テレアポ、事務といった「１日中座りっぱなしのデスクワーカー」たち。前屈で指がつかないようなカチコチの筋肉をほぐしてきた。「合理的な解説とアプローチで納得できる」「以前よりも格段に体が動くようになった」「痛くないのにすぐ効果を感じられる」といった口コミもあり、独立開業して３か月目から新規予約ができない状況へ。新規客のリピート率は９割を誇る。

「１人でも多くの人の役に立ちたい」と毎日の情報発信をスタート。20秒～１分でできる「すぐ効くストレッチ」をTwitterに投稿したところ、「こんなに肩が軽いのは十数年ぶり」「姿勢がすごくよくなった」と絶賛され、フォロワーは15.3万人となっている。

Twitter : @nst_nakata


**座り仕事の疲れがぜんぶとれるコリほぐしストレッチ**
――首・肩・腰が軽くなる！

---

2020年６月３日　第１刷発行
2020年６月17日　第２刷発行

著　者――――なぁさん
発行所――――ダイヤモンド社
〒150-8409　東京都渋谷区神宮前6-12-17
https://www.diamond.co.jp/
電話／03･5778･7236（編集）　03･5778･7240（販売）

装丁――――――河南祐介（FANTAGRAPH）
本文デザイン・DTP――岸 和泉
装画・本文イラスト――福田玲子
編集協力――――前田浩弥
校正――――――鷗来堂、加藤義廣（小柳商店）
製作進行――――ダイヤモンド・グラフィック社
印刷――――――勇進印刷
製本――――――ブックアート
編集担当――――中村明博

---




ISBN 978-4-478-10925-0

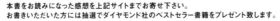